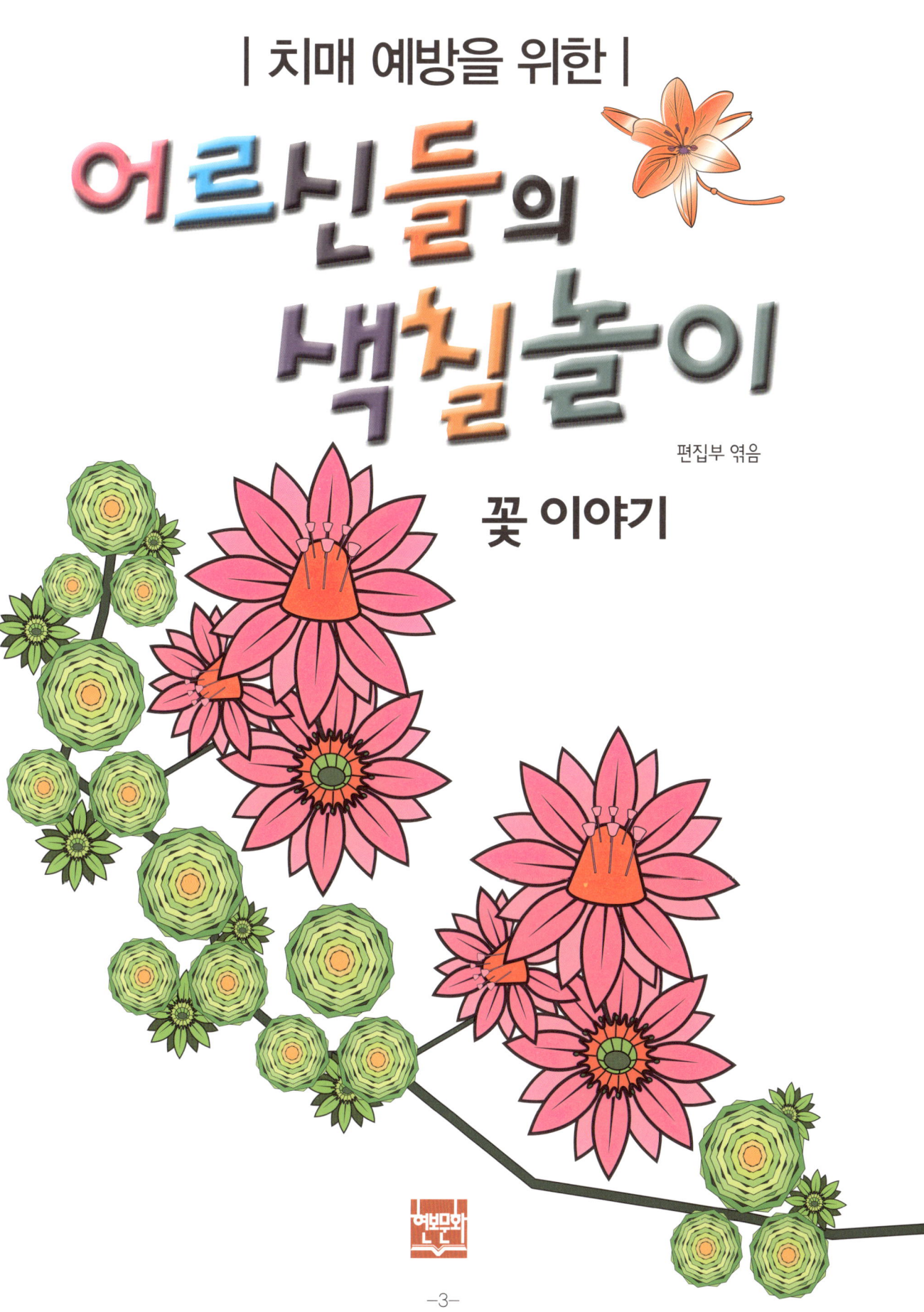

치매 예방을 위한
어르신들의 색칠놀이

편집부 엮음

꽃 이야기

*이 책을 시작하며::

우리는 다양한 기억과 추억들을 가지고 삶을 살아가고 있습니다. 기억은 '나'라는 인격체를 나타내는데 가장 중요한 요소입니다. 하지만 나이가 들수록 기억력 감퇴가 진행되고, 예전의 기억을 잊게 되는 경우가 종종 나타나게 됩니다. 처음에는 단순한 기억에서 시작하지만, 나중에는 스스로 자체를 잊는 경우도 나타날 수 있는데 이런 현상을 치매라고 부르고 있습니다. 소득 수준과 의료기술의 발전으로 기대수명은 해마나 늘어나고 있으나, 질병 없이 건강하게 사는 기간인 건강수명은 해마다 감소하고 있습니다. 기억장애를 포함하여 여러 가지 인지 기능이 저하되며 이로 인해 일상생활에 불편이 초래하는 치매는 해마다 증가하여 2041년에는 200만 명을 넘어설 것으로 추산되고 있습니다. 치매의 증상은 뇌의 손상 부위가 어디냐에 따라 다양하게 나타납니다. 전두엽이 손상되면 판단력이나 성격의 이상이 오고, 두정엽이 손상되면 시간, 공간, 계산 능력이 떨어지며, 측두엽이 손상되면 시각 능력에 이상이 옵니다. 치매가 정말 무서운 이유는 현재까지 발생 원인이 확실하게 밝혀지지 않았고, 치료법도 없기 때문입니다. 따라서 지금 당장은 아무런 문제가 없지만, 언제 찾아올지 모르는 무서운 치매를 예방하는 게 중요합니다.

치매를 예방하기 위해서는 신체적 건강을 잘 유지하는 것이 기본입니다. 규칙적이고 적당한 운동은 필수로, 하루에 30분씩 매일 꾸준히 걷기 운동을 통해 인지 기능을 유지해 보세요. 신체운동으로 몸이 튼튼해지듯 여러 가지 인지 훈련들을 통해 지속적으로 뇌 운동을 하면 치매의 발병을 늦출 뿐 아니라, 그 기능이 회복될 수 있다는 것이 밝혀져, 뇌 운동의 중요성이 커졌습니다. 독서나 새로운 것을 배우면서 두뇌 회전을 많이 시키도록 해보세요. 의사들이 손이나 손가락 및 손목에 있는 소근육을 많이 움직이는 것이 치매 예방에 도움이 된다고 합니다. 퍼즐놀이, 종이접기 놀이, 색칠하기, 간단한 규칙의 보드게임 등의 놀이를 통해서 소근육 운동을 할 수 있습니다.

   그 중에서 색칠하기는 가장 쉽게 할 수 있는 소근육 운동 놀이입니다. 색칠할 공간을 파악하고, 어떤 색상을 써야할지 생각하게 하면서 손목과 손가락을 움직이기 때문에 끊임없이 두뇌를 자극하고 활발하게 활동하게 합니다. 다양한 재료와 색깔을 사용하면서 단조로웠던 일상에서의 스트레스와 불안함을 감소시켜 평안한 마음으로 치유해주기도 합니다. 내가 좋아하는 색으로 색칠하면서 그림을 완성시킬 때 상상력과 창의성 등이 커지고, 성취감도 얻을 수 있습니다. 더불어 색칠놀이 속 그림을 통해 옛날의 기억과 추억을 떠올리면 좌뇌와 우뇌를 동시에 활성화시키고, 자아인식과 자아 표현을 강화할 수 있습니다. 색칠놀이는 혼자서도 할 수 있지만, 가족이나 친구와 함께 할 수도 있습니다. 대화와 정보를 나누며, 마음을 나누는 시간을 통해 색칠놀이의 재미를 더할 뿐 아니라, 신경 세포 활동을 자극시켜 치매 예방에 도움이 됩니다. 본사에서 발행한 색칠놀이(꽃이야기, 추억이야기, 화투놀이)와 기초탄탄 한글공부(전6권)를 통하여 언어 인지훈련, 단계별 읽기와 말하기, 쓰기 등으로 뇌의 활성화에 도움이 되길 바라며, 건강하고 행복한 삶을 보내시길 기원합니다.

• 진달래

주로 산지에 피는 꽃으로, 햇빛이 잘 드는 곳에서 꽃을 피우게 된다. 봄에 진분홍 또는 분홍색 꽃이 잎보다 먼저 피며, 잎은 긴 타원형으로 어긋난다. 잎에 털이 많은 것을 털진달래, 꽃이 흰색인 것을 흰진달래라고 한다.

▲꽃이 피는 시기: 3~4월 ▲꽃말: 신념, 애틋한 사랑, 사랑의 기쁨

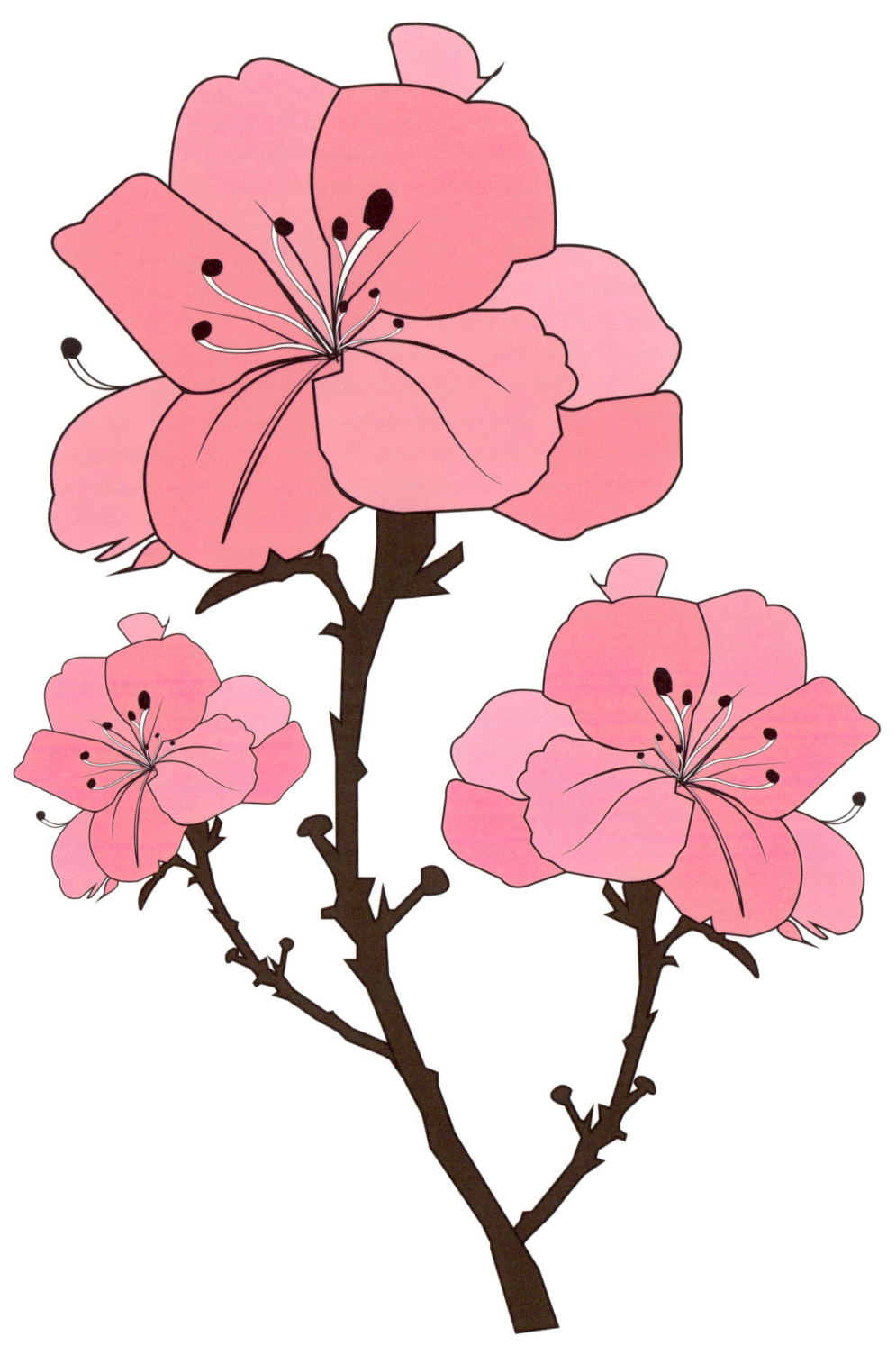

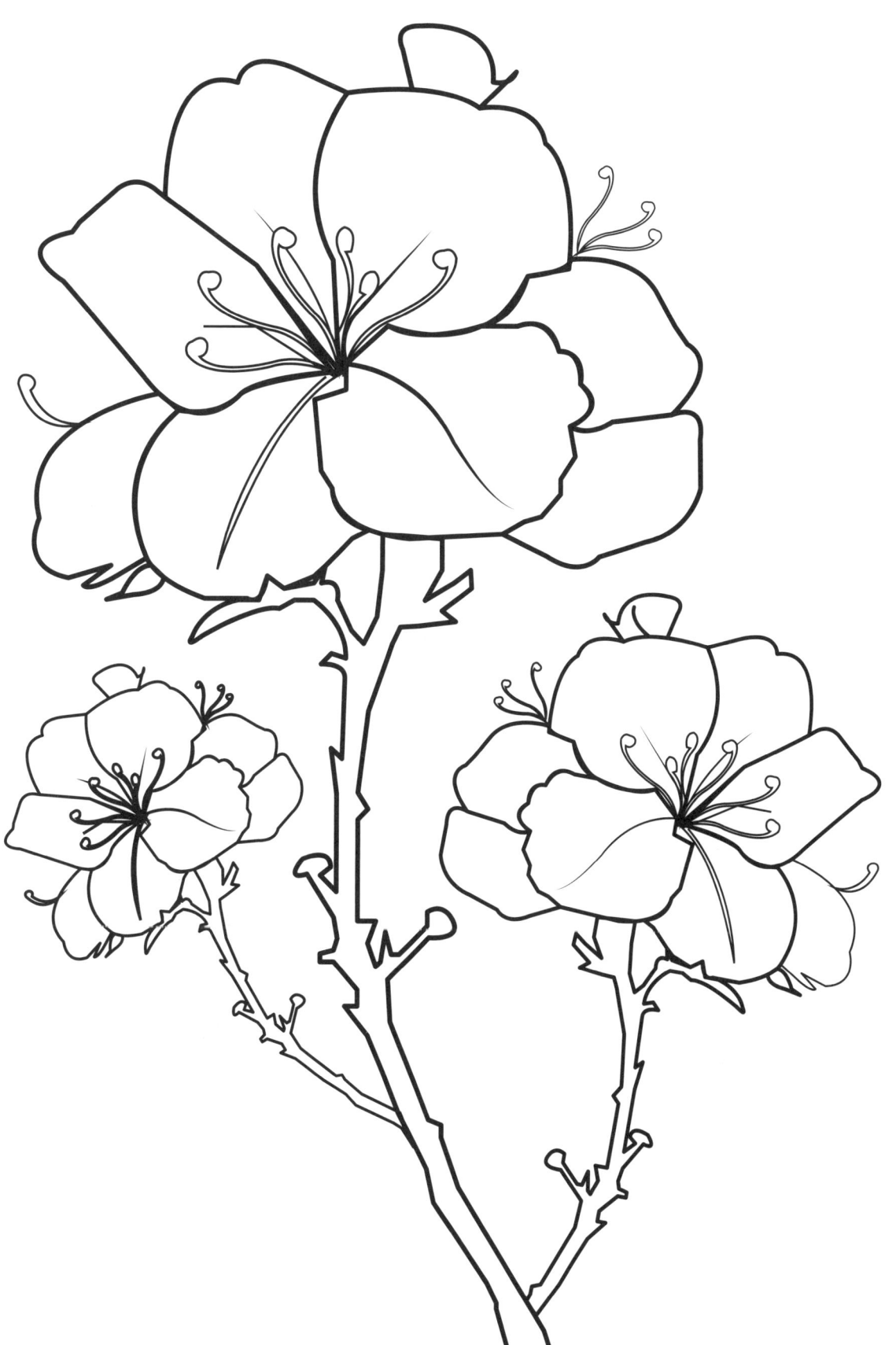

왼쪽의 색칠된 그림과 똑같이 색칠 않하셔도됩니다. 원하는 색깔로 마음껏 색칠해 보세요.

• 장미꽃

관상용으로 심거나 원예용으로 재배한다. 전체에 가시가 있으며, 꽃에서 향기가 나는 것이 많다. 높이는 2~3미터이며 잎은 어긋나고 깃 모양으로, 5~6월에 담홍색, 담자색, 흰색 등의 꽃이 피는데, 색깔에 따라 꽃말이 다르다.

▲꽃이 피는 시기: 6~8월

▲꽃말: 빨강 – 열렬한 사랑 분홍 – 행복한 사랑 흰색 – 순결한 사랑, 당신을 존경합니다
　　　　노랑 – 우정, 이별, 질투 주황 – 수줍음, 첫사랑 보라 – 영원한 사랑 노랑 – 우정, 이별, 질투

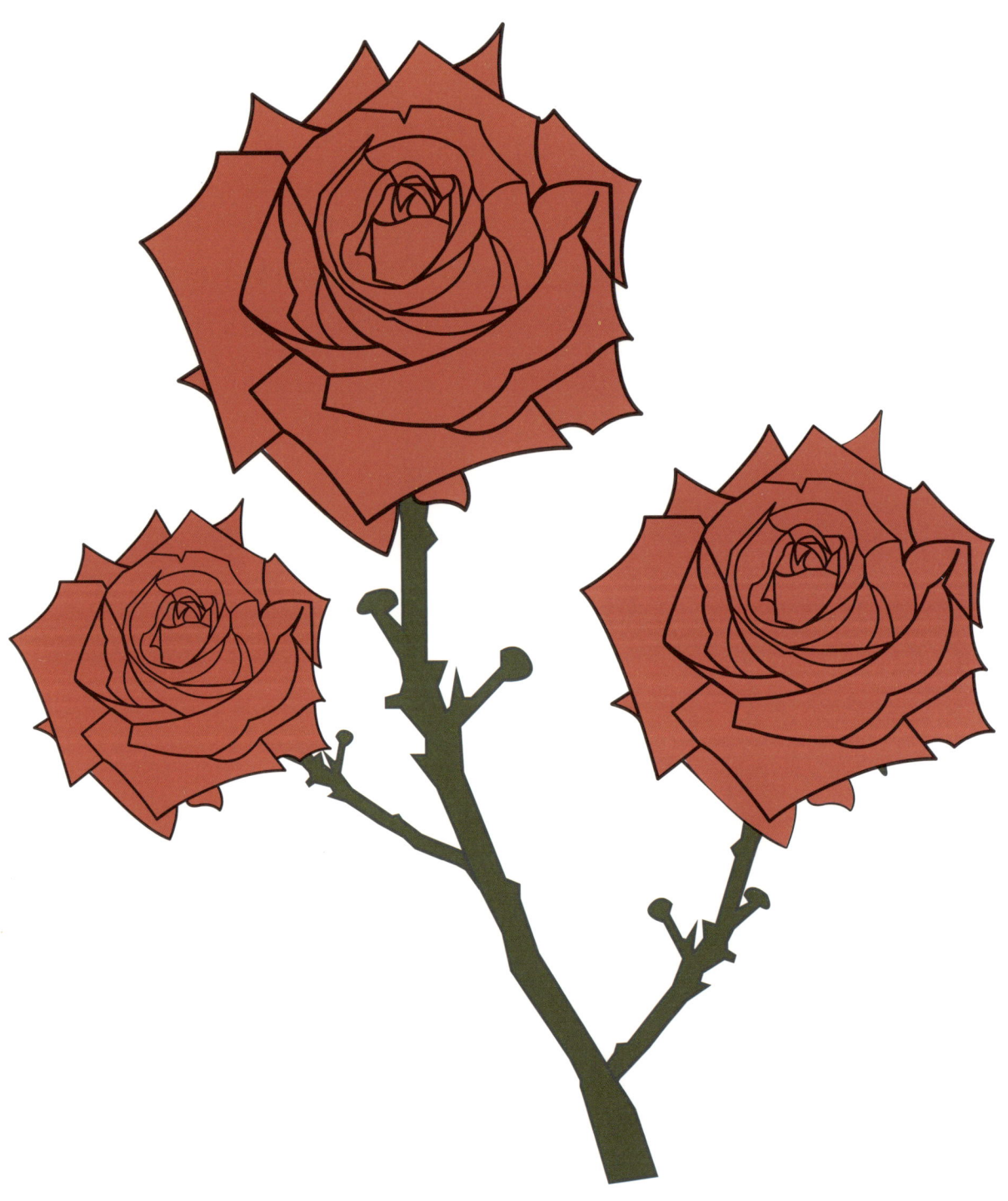

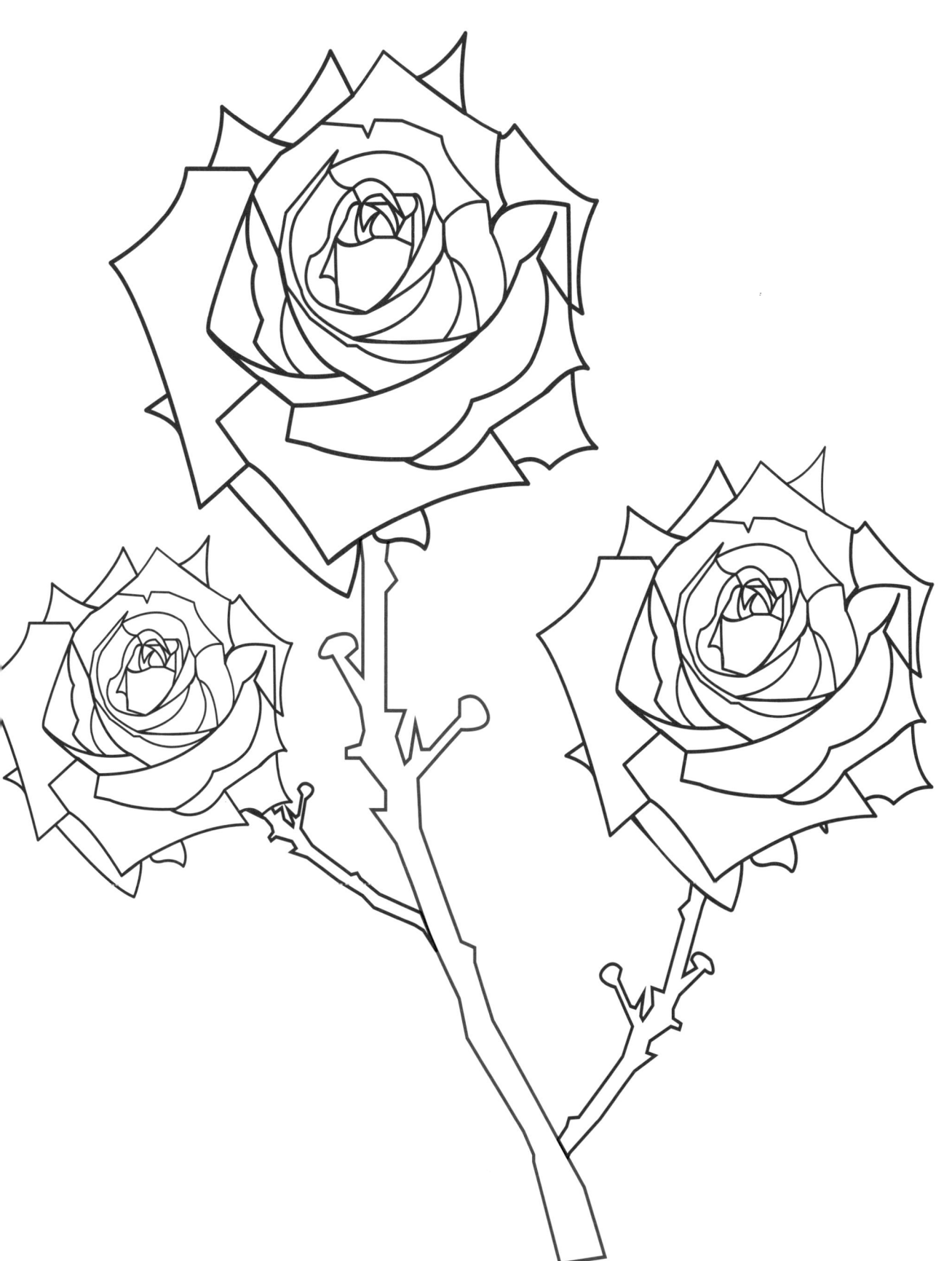

왼쪽의 색칠된 그림과 똑같이 색칠 않하셔도됩니다. 원하는 색깔로 마음껏 색칠해 보세요.

• 튤립

봄의 화단에서 쭉 뻗은 꽃대에 단정한 꽃을 피우는 알뿌리 식물이다. 꽃은 4~5월에 1개씩 위를 향하여 빨간색, 노란색 등 여러 빛깔로 피고, 길이 7cm 정도이며 넓은 종 모양이다.

▲꽃이 피는 시기: 4~5월　▲꽃말: 사랑의 고백, 매혹, 영원한 애정

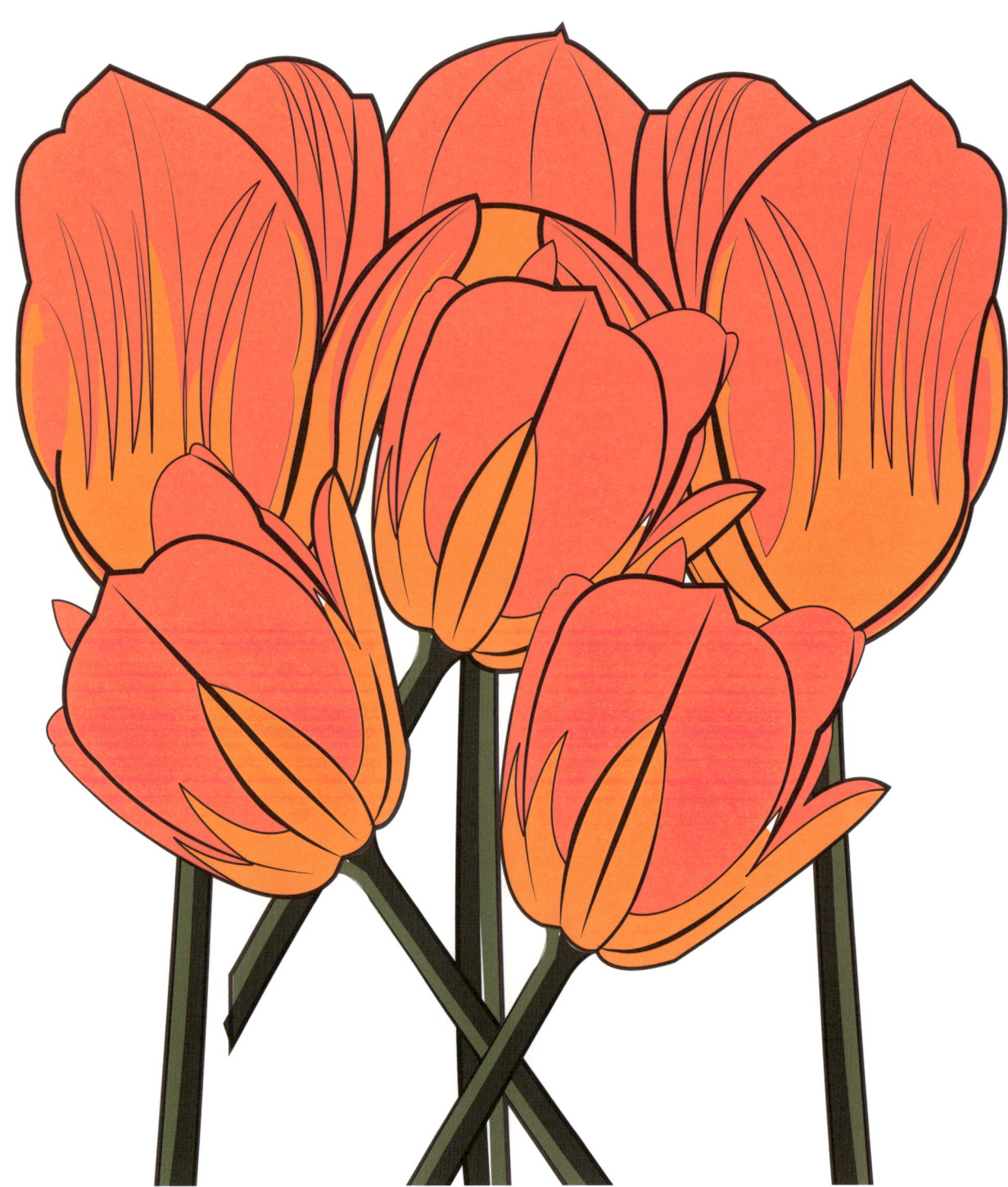

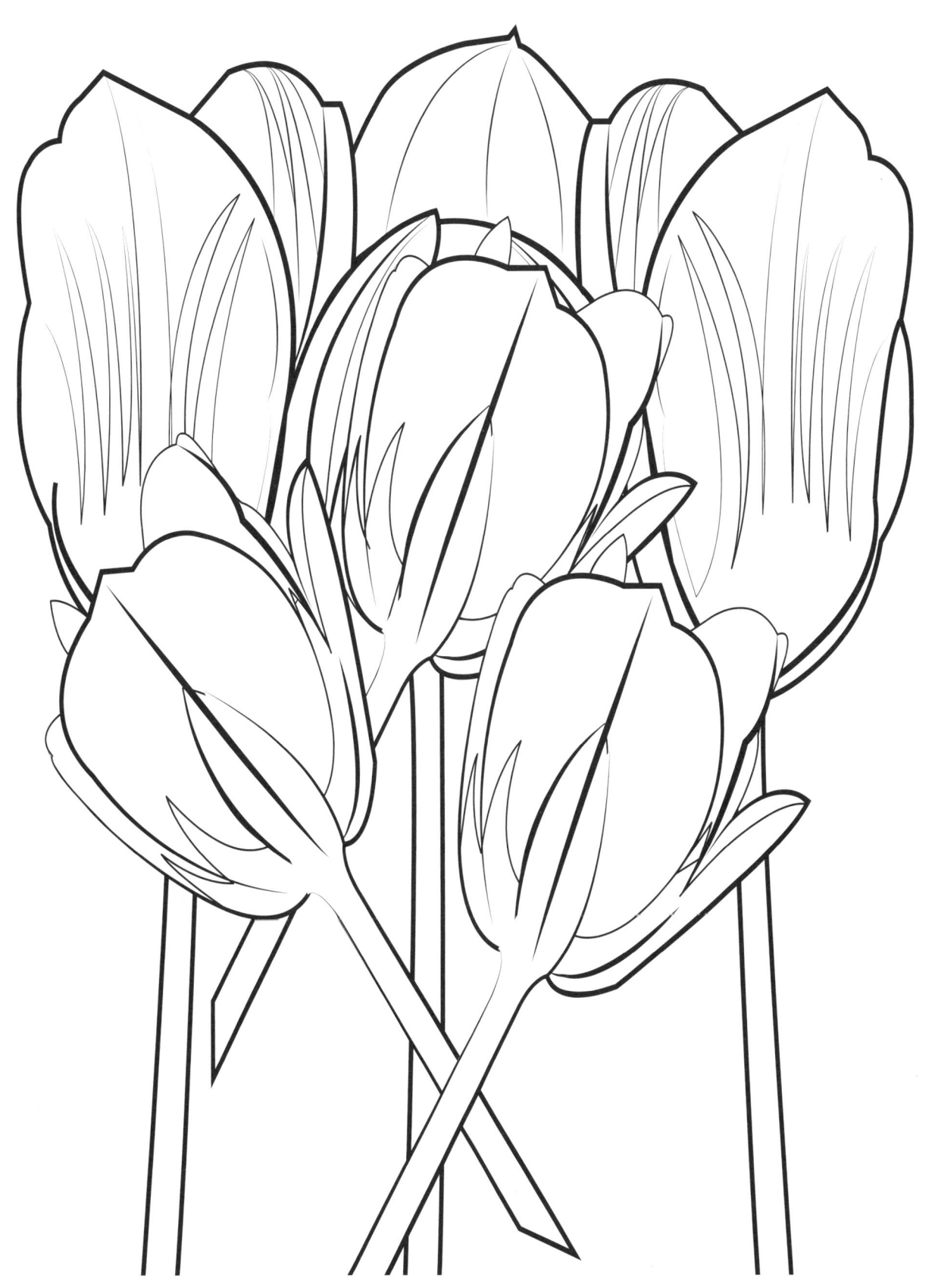

왼쪽의 색칠된 그림과 똑같이 색칠 않하셔도됩니다. 원하는 색깔로 마음껏 색칠해 보세요.

• 연꽃

연못에서 자라는 여러해살이 수초. 진흙 속에서 자라면서도 청결하고 고귀한 식물로, 연못에서 자라고 논밭에서 재배하기도 한다. 뿌리줄기는 굵고, 잎은 둥글며 물에 젖지 않는다. 여름에 연분홍색 또는 흰색 꽃이 피며, 열매는 10월에 익는다. 뿌리줄기와 씨는 먹거나 약재로 쓰인다.

▲꽃이 피는 시기: 7~9월 ▲꽃말: 순결, 신성, 당신은 아름답습니다.

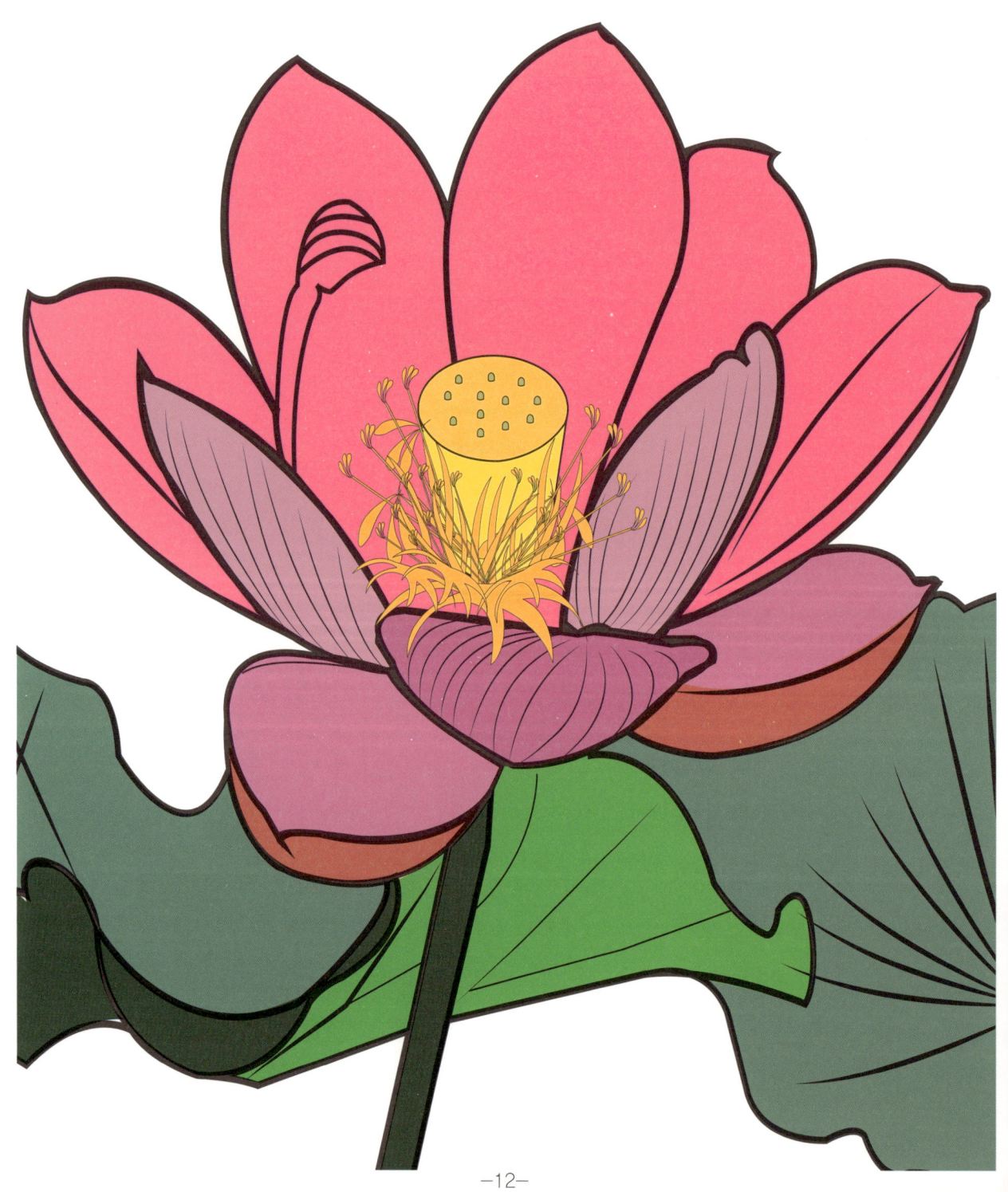

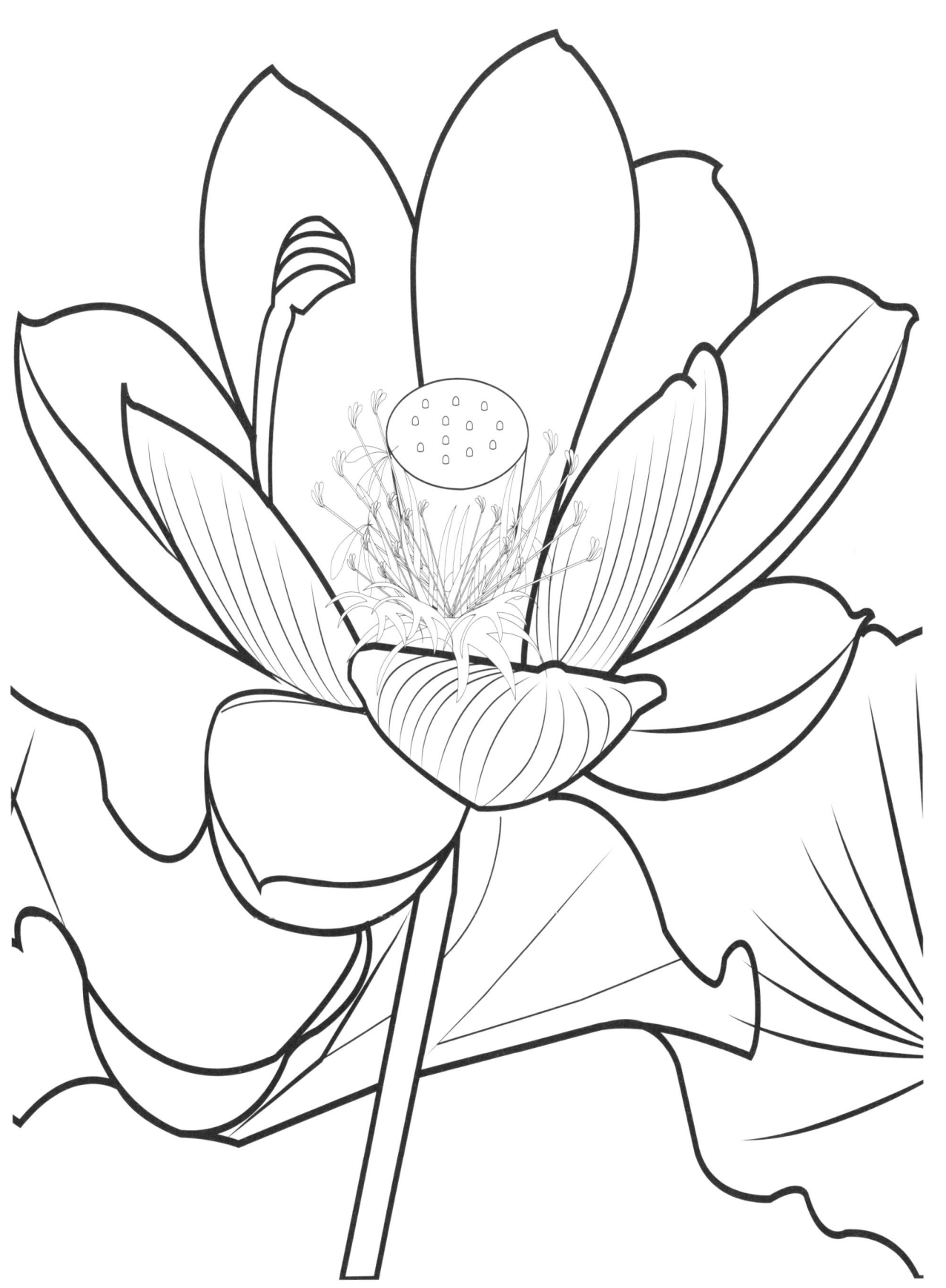

왼쪽의 색칠된 그림과 똑같이 색칠 않하셔도됩니다. 원하는 색깔로 마음껏 색칠해 보세요.

● 해바라기

여름철 대표적인 꽃. 줄기는 곧고 길게 서며, 전체에 거친 털이 있다. 여름에 노란 꽃이 피는데 둘레에 피는 둘레꽃과 가운데에 피는 가운데꽃으로 되어 있다. 해바라기가 해를 따라 도는 것은 줄기와 가지가 빛이 오는 방향을 향해서 자라는 성질이 있기 때문이다.

▲꽃이 피는 시기: 8～9월　▲꽃말: 숭배, 충성심, 기다림, 일편단심

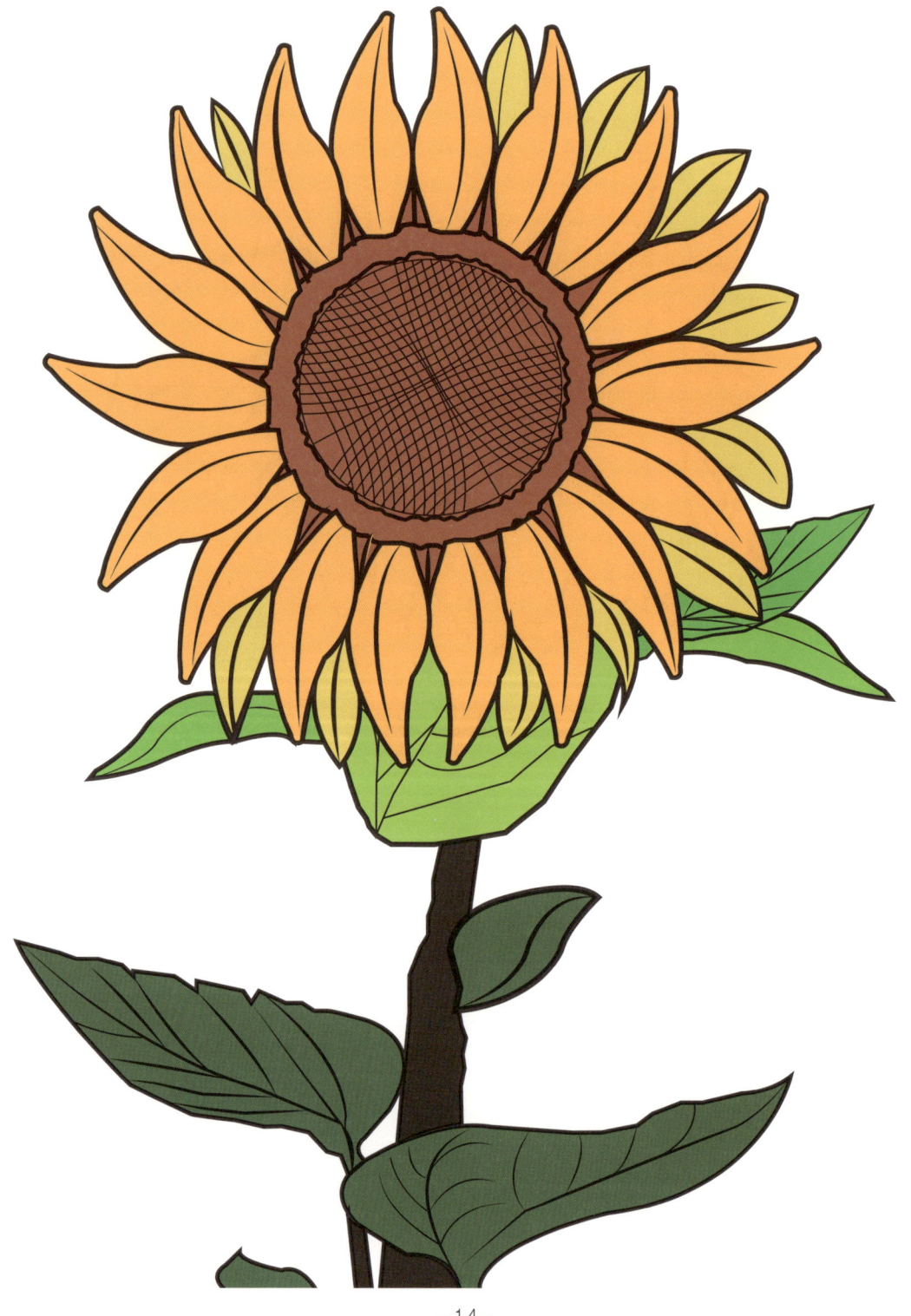

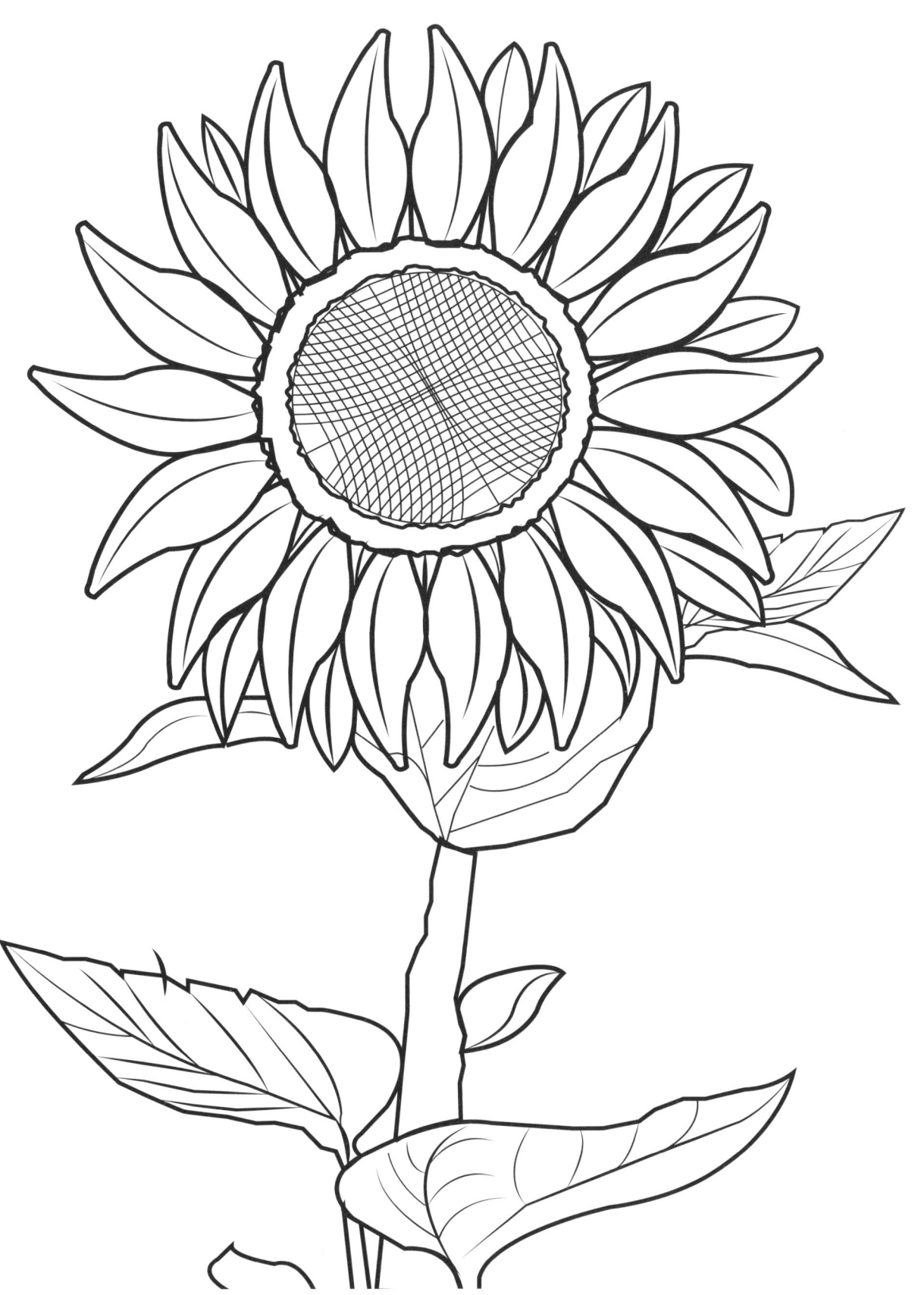

왼쪽의 색칠된 그림과 똑같이 색칠 않하셔도됩니다. 원하는 색깔로 마음껏 색칠해 보세요.

● 나팔꽃

여름의 아침을 시원하게 장식하는, 나팔모양의 꽃이 피는 한해살이 덩굴식물. 줄기는 시계 반대 방향으로 감아 올라가며, 7월 하순부터 흰색, 보라색, 분홍색, 붉은색 등의 꽃이 핀다.

▲꽃이 피는 시기: 7~8월 ▲꽃말: 허무한 사랑, 풋사랑, 기쁜 소식, 거짓, 애교, 애정, 결속

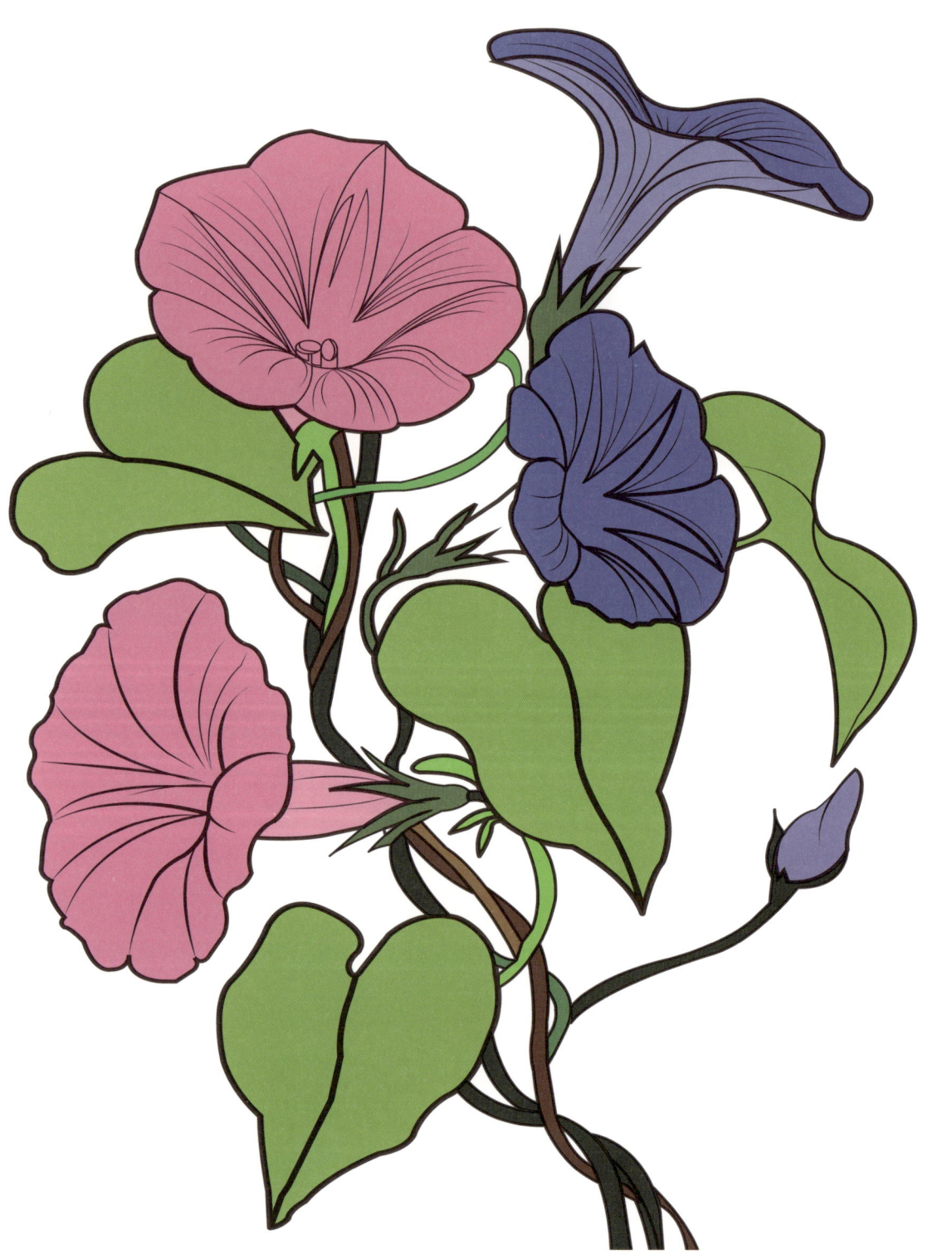

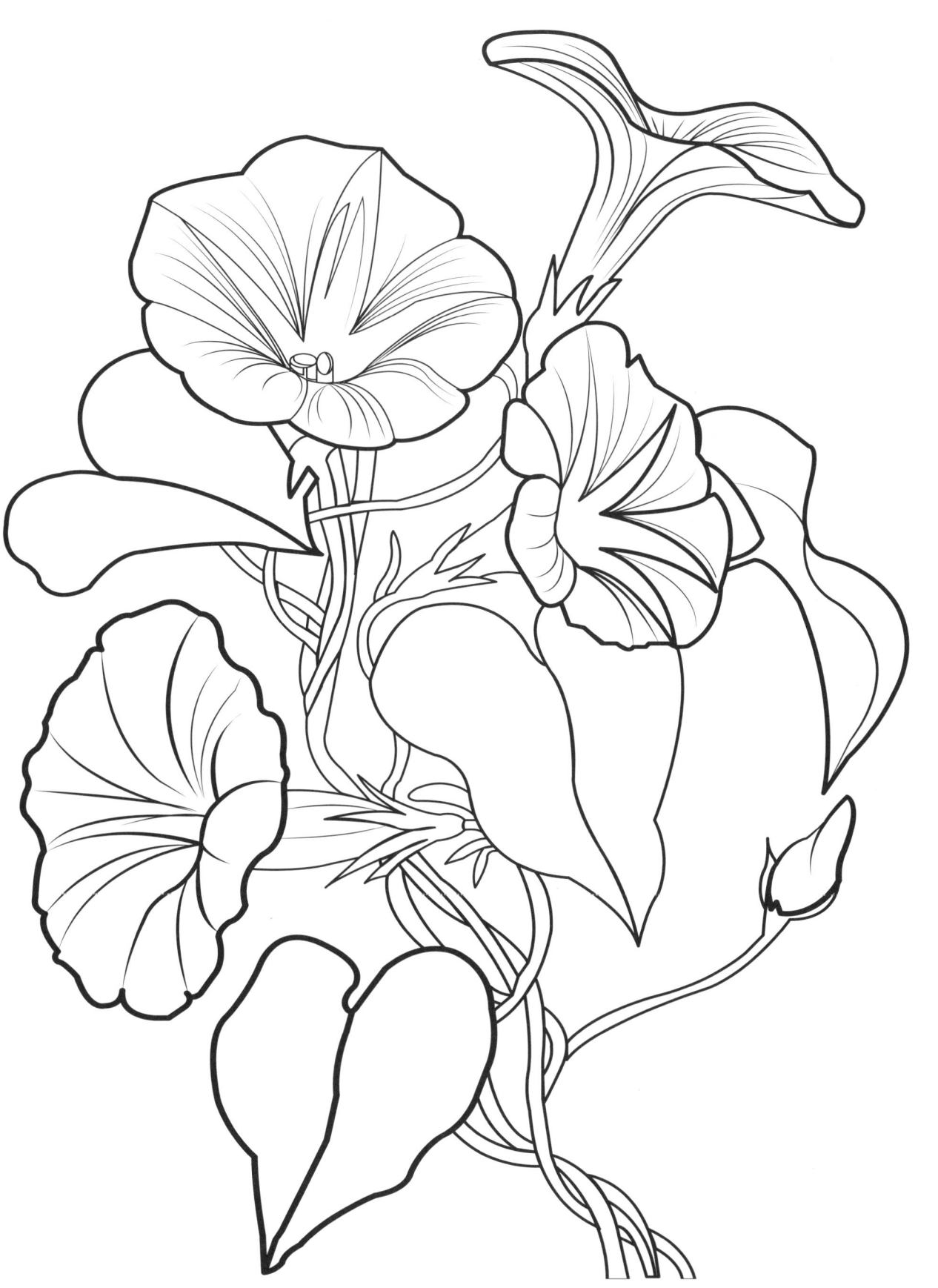

왼쪽의 색칠된 그림과 똑같이 색칠 않하셔도됩니다. 원하는 색깔로 마음껏 색칠해 보세요.

• 도라지 꽃

여름에 보라색 또는 흰색의 별처럼 생긴 꽃잎 다섯 장을 가진 초롱꽃과의 여러해살이식물. 산과 들에 자라며 밭에 재배도 한다. 뿌리는 특유의 쓸쓸한 맛과 향이 있어 다양한 요리에 활용되며, 도라지의 사포닌 성분은 호흡기 질환에 효과가 좋아서 기침, 가래, 천식의 완화에 도움이 된다.

▲꽃이 피는 시기: 7~8월   ▲꽃말: 영원한 사랑

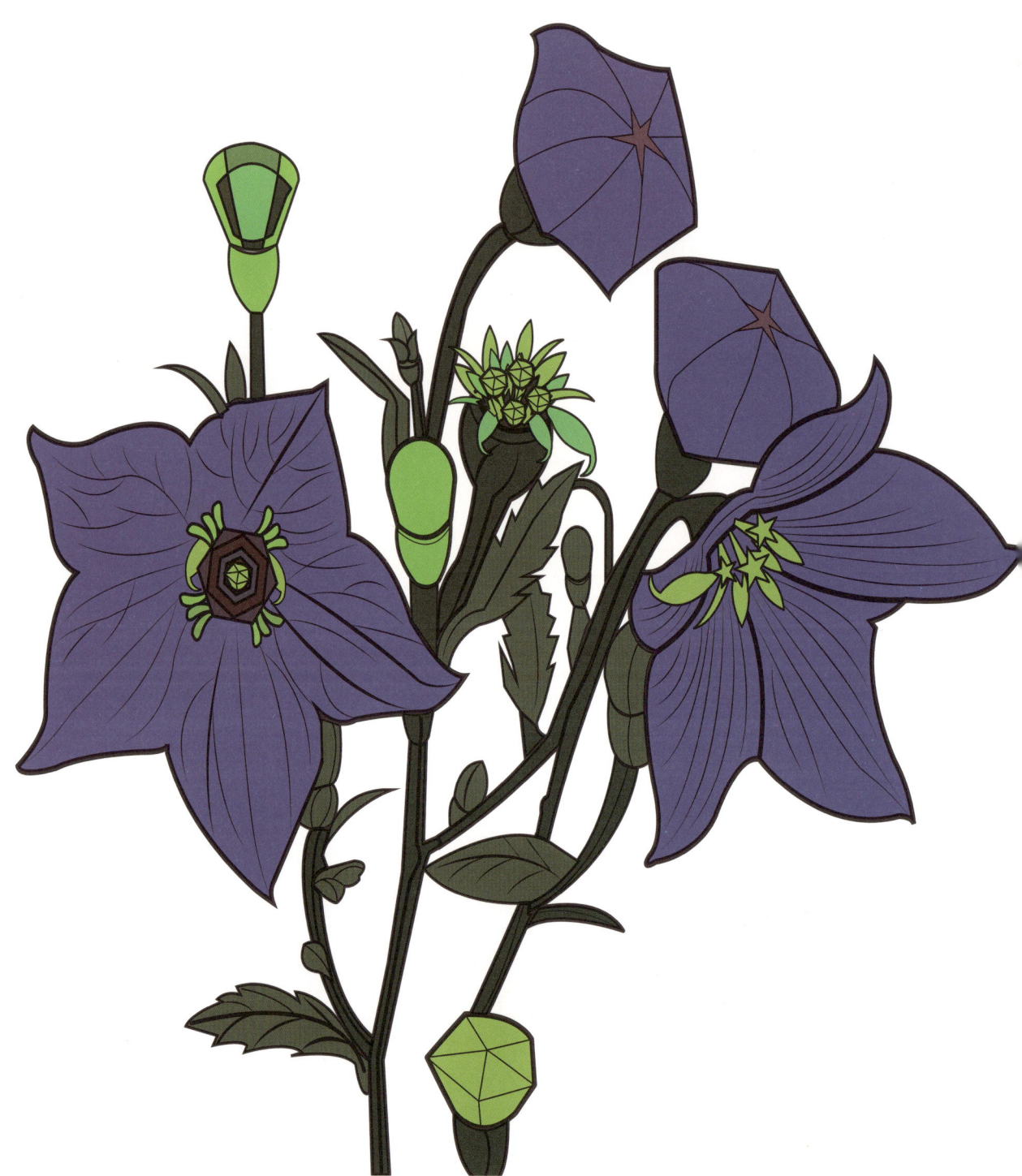

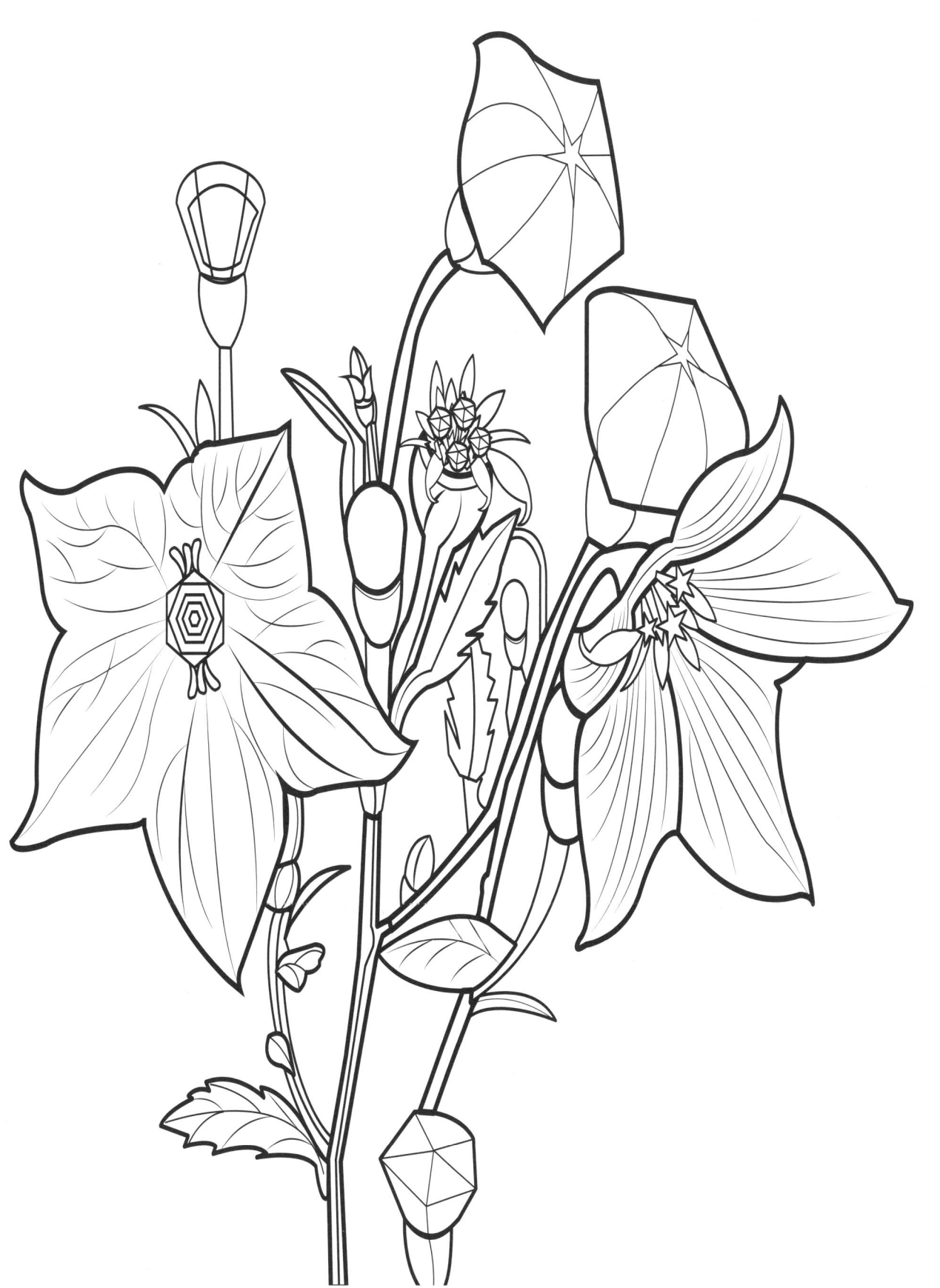

왼쪽의 색칠된 그림과 똑같이 색칠 않하셔도됩니다. 원하는 색깔로 마음껏 색칠해 보세요.

• 코스모스 꽃

초가을을 대표하는 한해살이 식물이다. 잎은 깃털 모양으로 갈라지고, 꽃은 6월부터 피는데 가을에 가장 많이 핀다. 꽃 색깔은 분홍색, 자주색, 붉은색, 흰색 등 여러 가지가 있다.
▲꽃이 피는 시기: 6~10월 ▲꽃말: 소녀의 순결, 순정, 애정

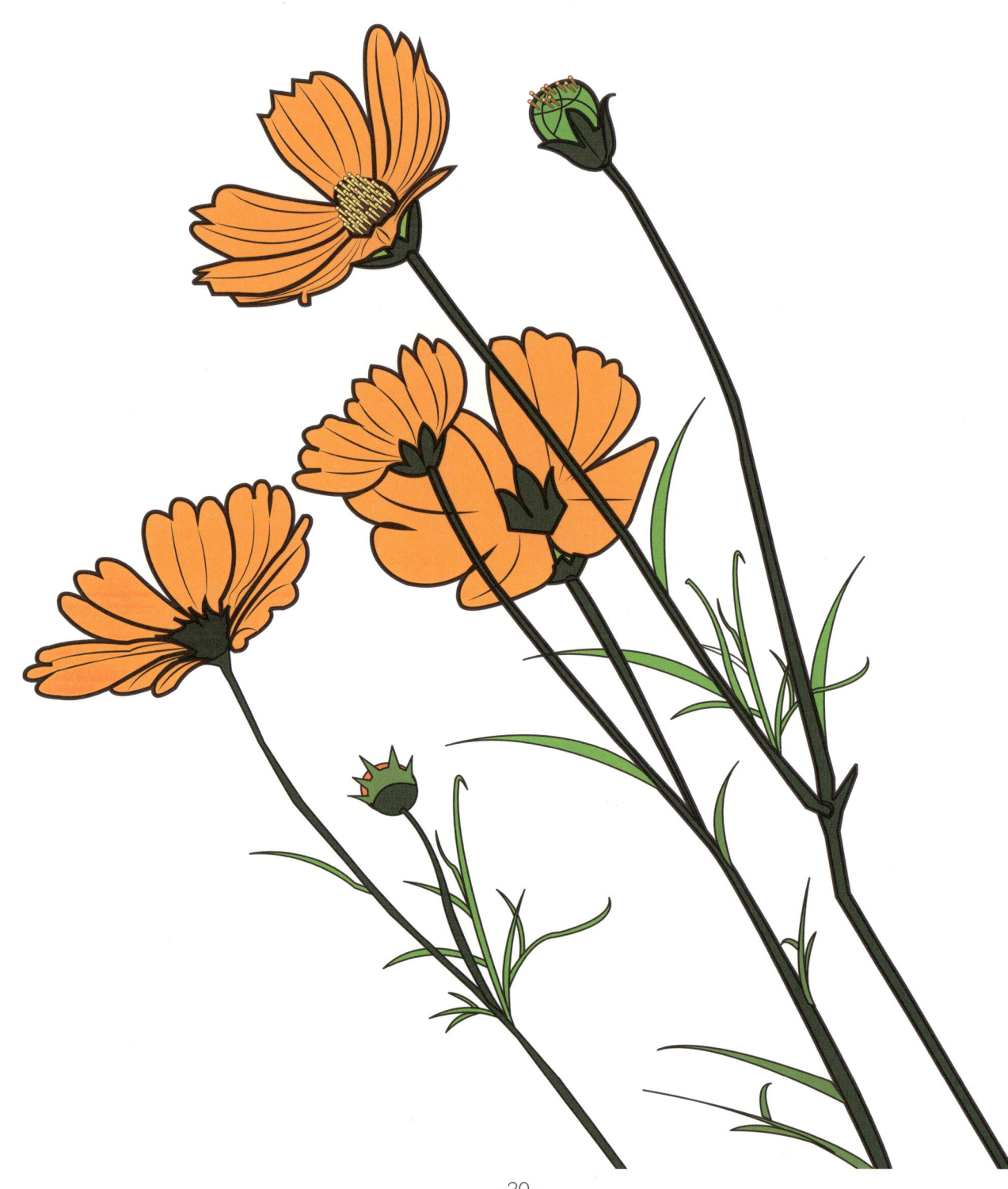

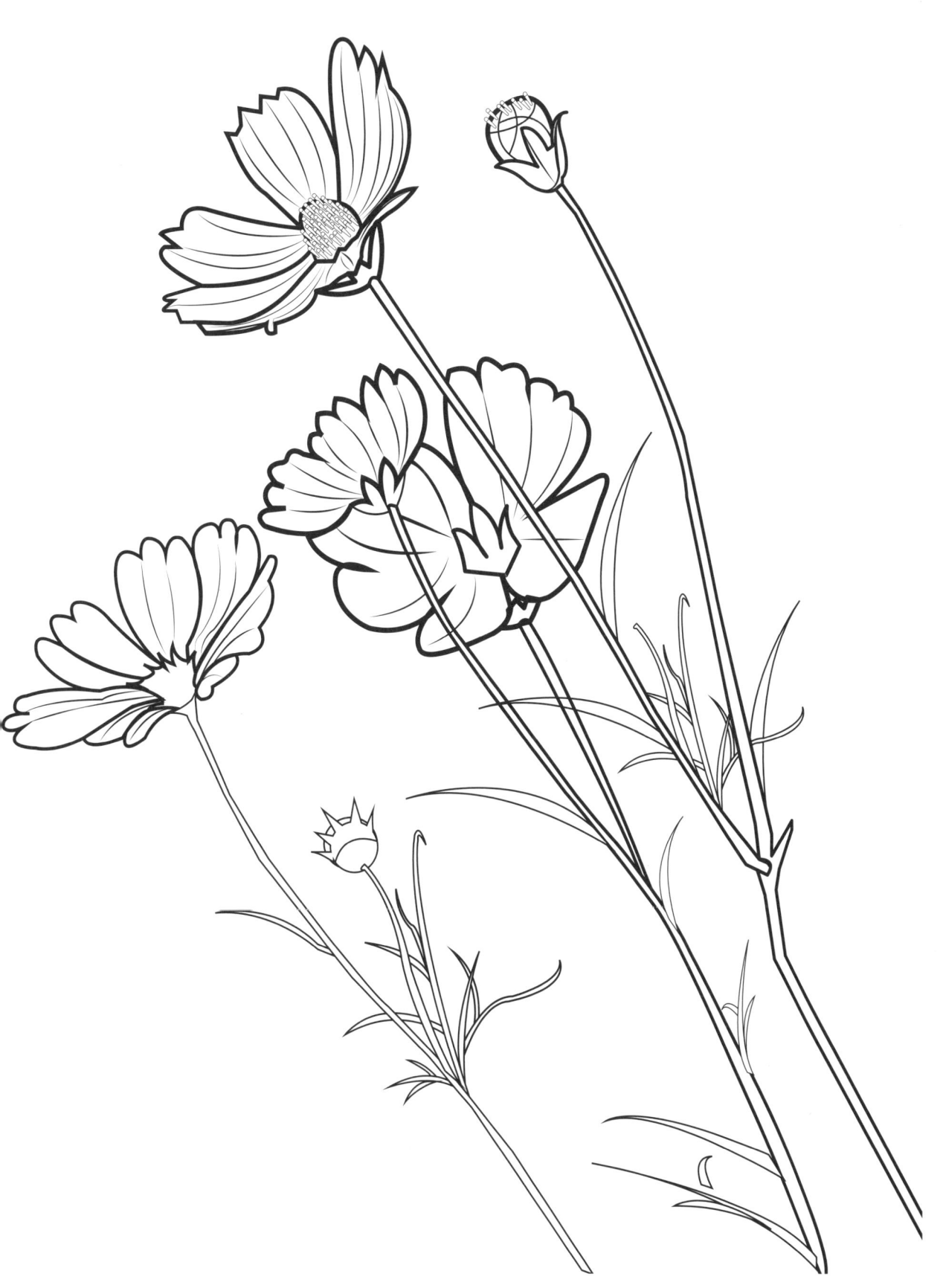

왼쪽의 색칠된 그림과 똑같이 색칠 않하셔도됩니다. 원하는 색깔로 마음껏 색칠해 보세요.

● 동백꽃

동백나무는 남해안 지역과 제주도 등지 등 바닷가의 마을 부근이나 산지에서 자란다. 잎은 타원형이며 두껍고 윤기가 난다. 12월부터 이듬해 4월에 걸쳐 붉은색 꽃이 피며, 열매는 늦가을에 익는다.

▲ 꽃이 피는 시기: 1~4월   ▲ 꽃말: 진실한 사랑, 겸손한 마음

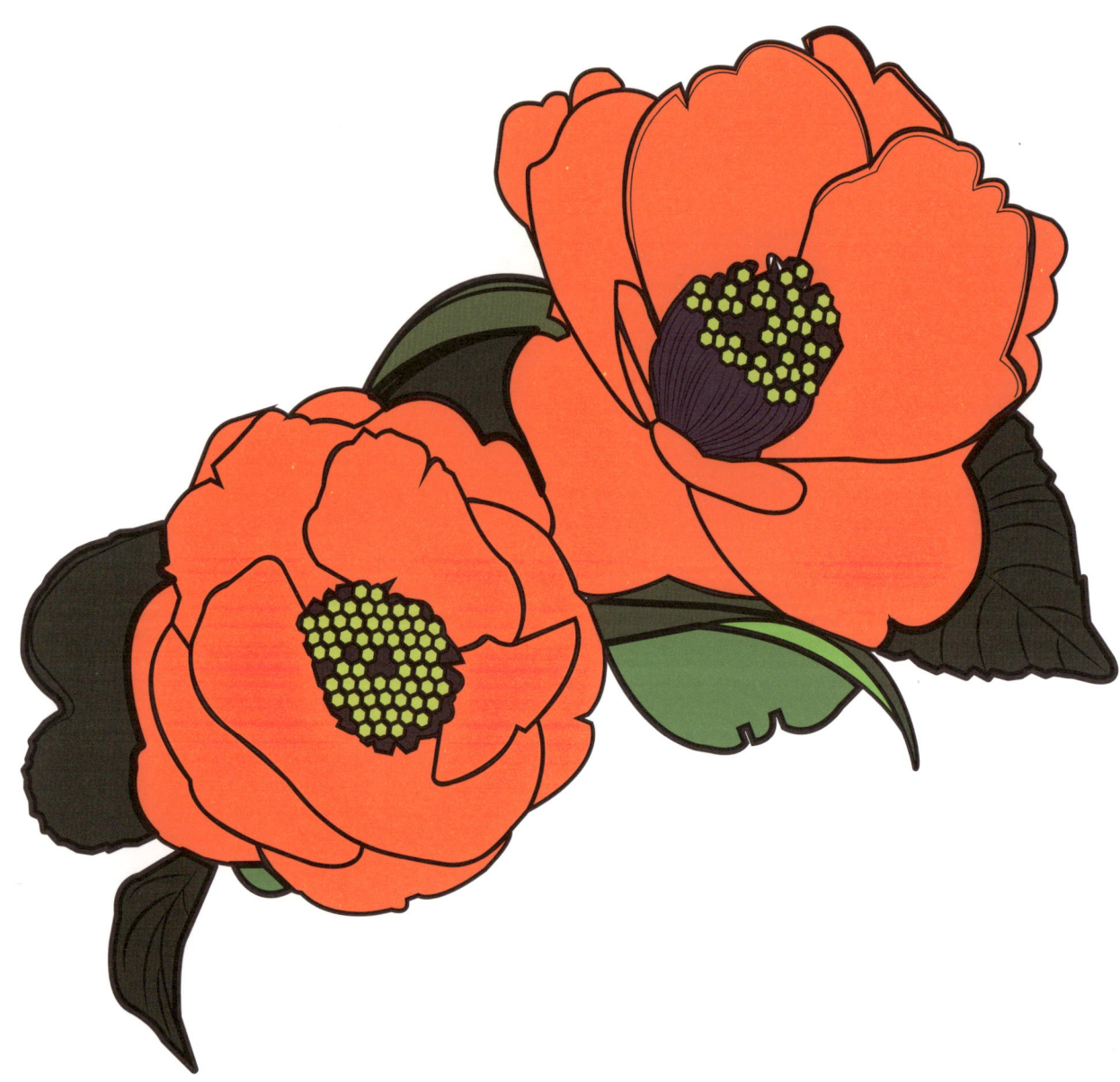

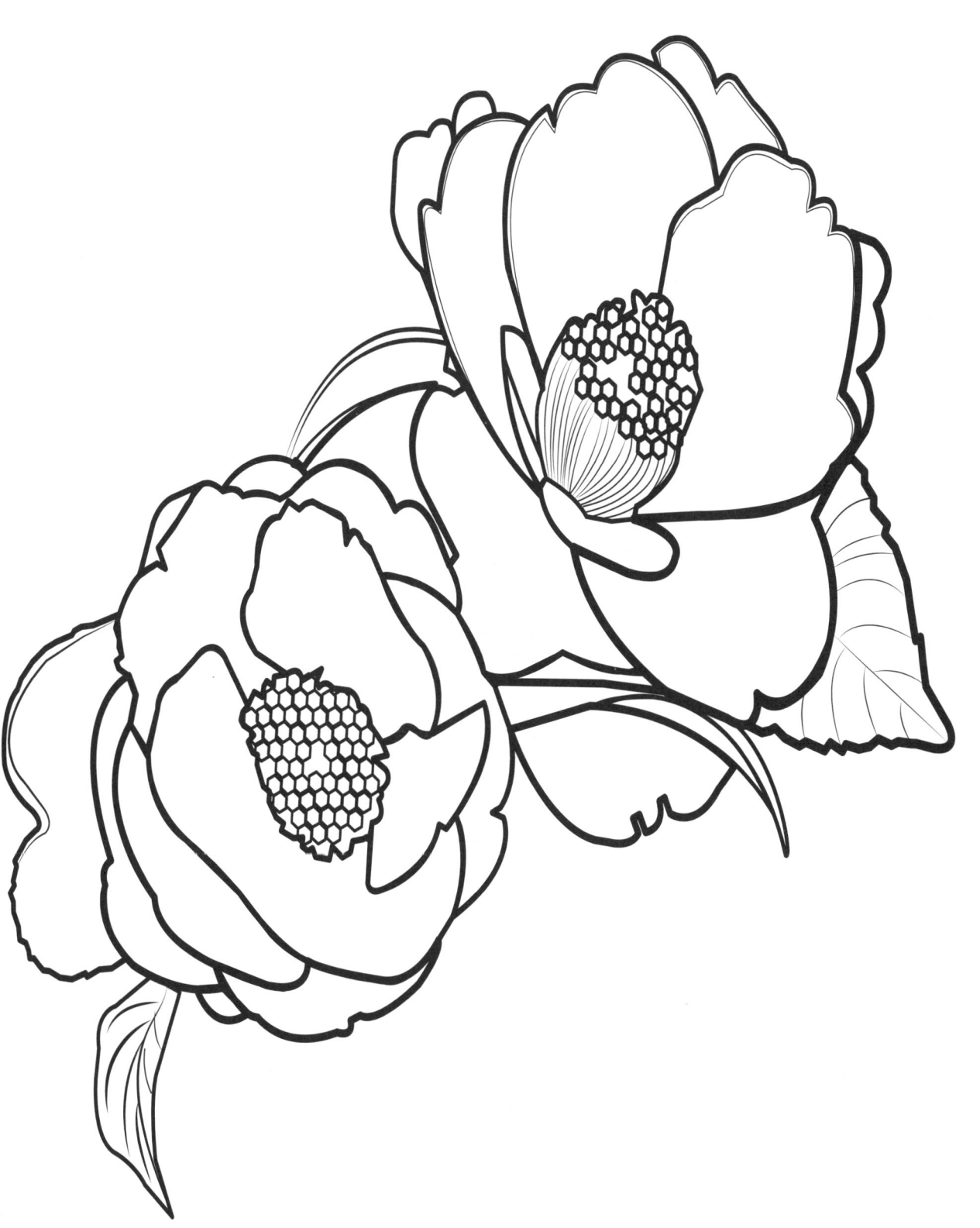

왼쪽의 색칠된 그림과 똑같이 색칠 않하셔도됩니다. 원하는 색깔로 마음껏 색칠해 보세요.

● 백합꽃

꽃은 5~6월에 피며 원줄기 끝에서 2, 3개가 옆을 향해 벌어진다. 흰 꽃이 나팔 모양으로 피는데, 향기가 강하여 꽃꽂이용으로 많이 이용된다.

▲ 꽃이 피는 시기: 5~6월 ▲ 꽃말: 순결, 변함없는 사랑

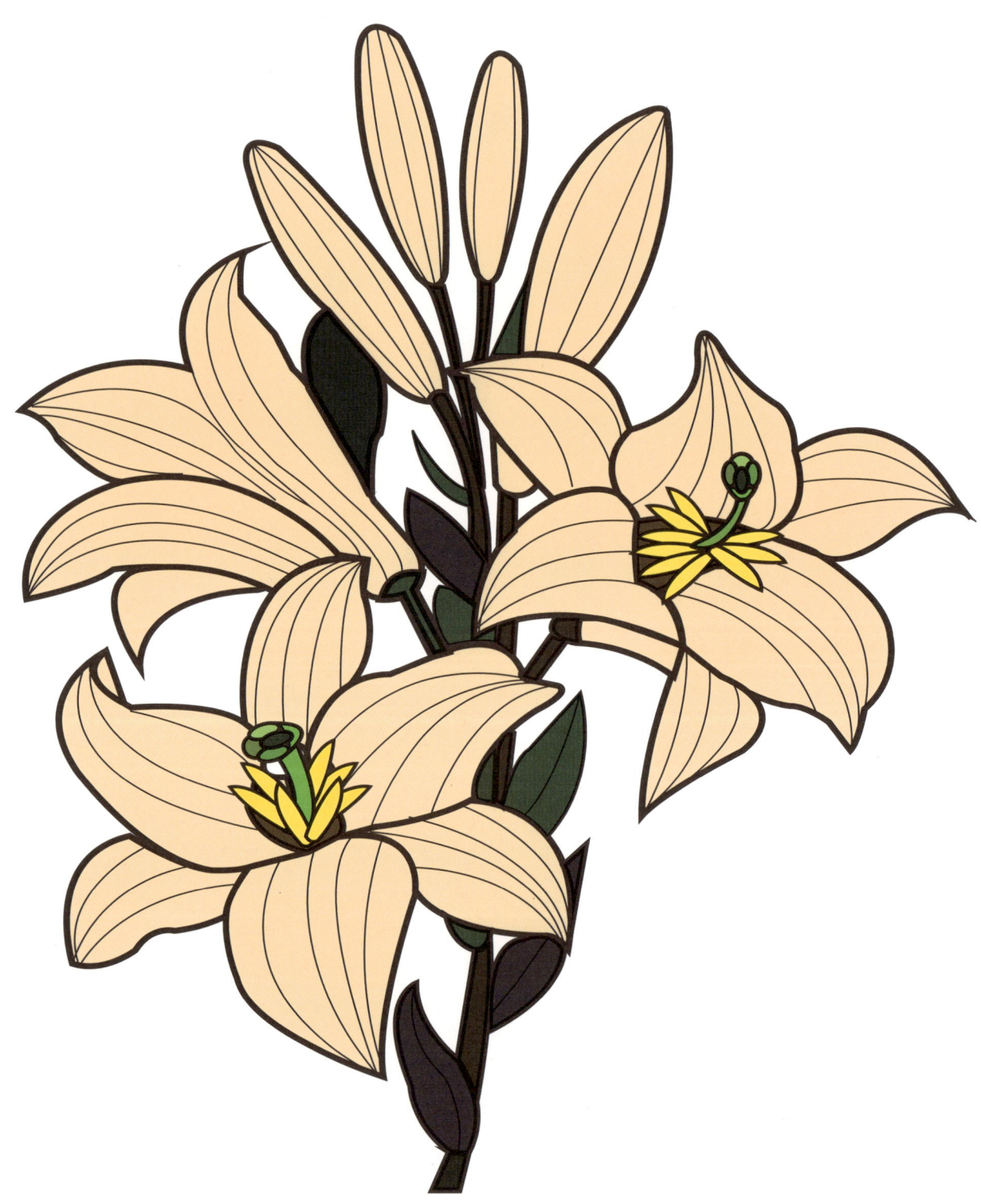

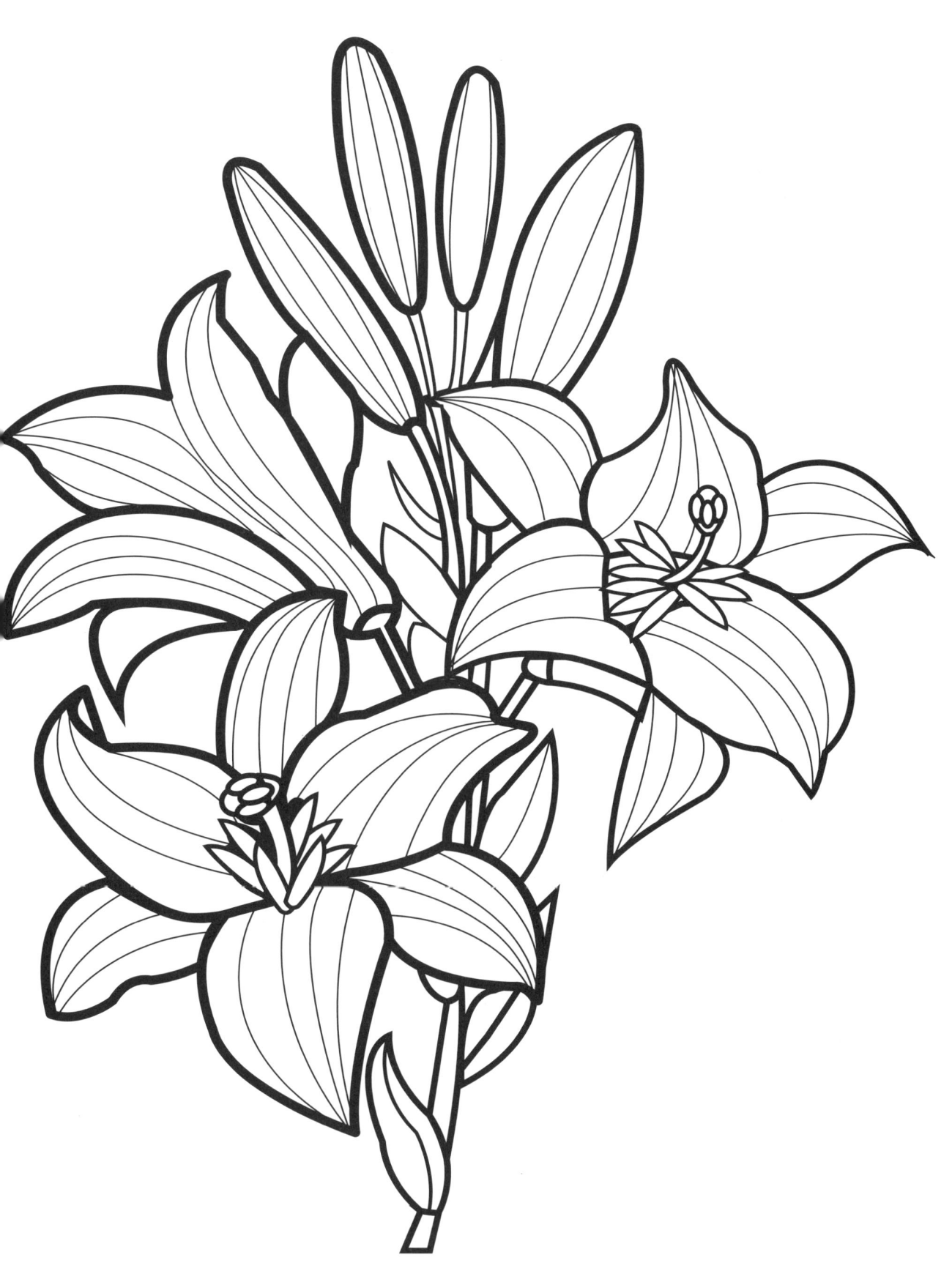

왼쪽의 색칠된 그림과 똑같이 색칠 않하셔도됩니다. 원하는 색깔로 마음껏 색칠해 보세요.

● 크리스마스로즈

유럽이 원산지로, 추위에 강해서 눈밭에서도 꽃을 피운다. 뿌리줄기는 굵고 잎이 무더기로 나온다. 잎은 두껍고 윤기가 있으며, 손바닥 모양으로 7~9개로 갈라진다. 작은 잎은 좁은 달걀을 거꾸로 세운 모양이고 털이 없으며 윗부분 가장자리에 톱니가 있다.

▲ 꽃이 피는 시기: 12~2월 ▲ 꽃말: 나의 불안을 진정시켜줘요

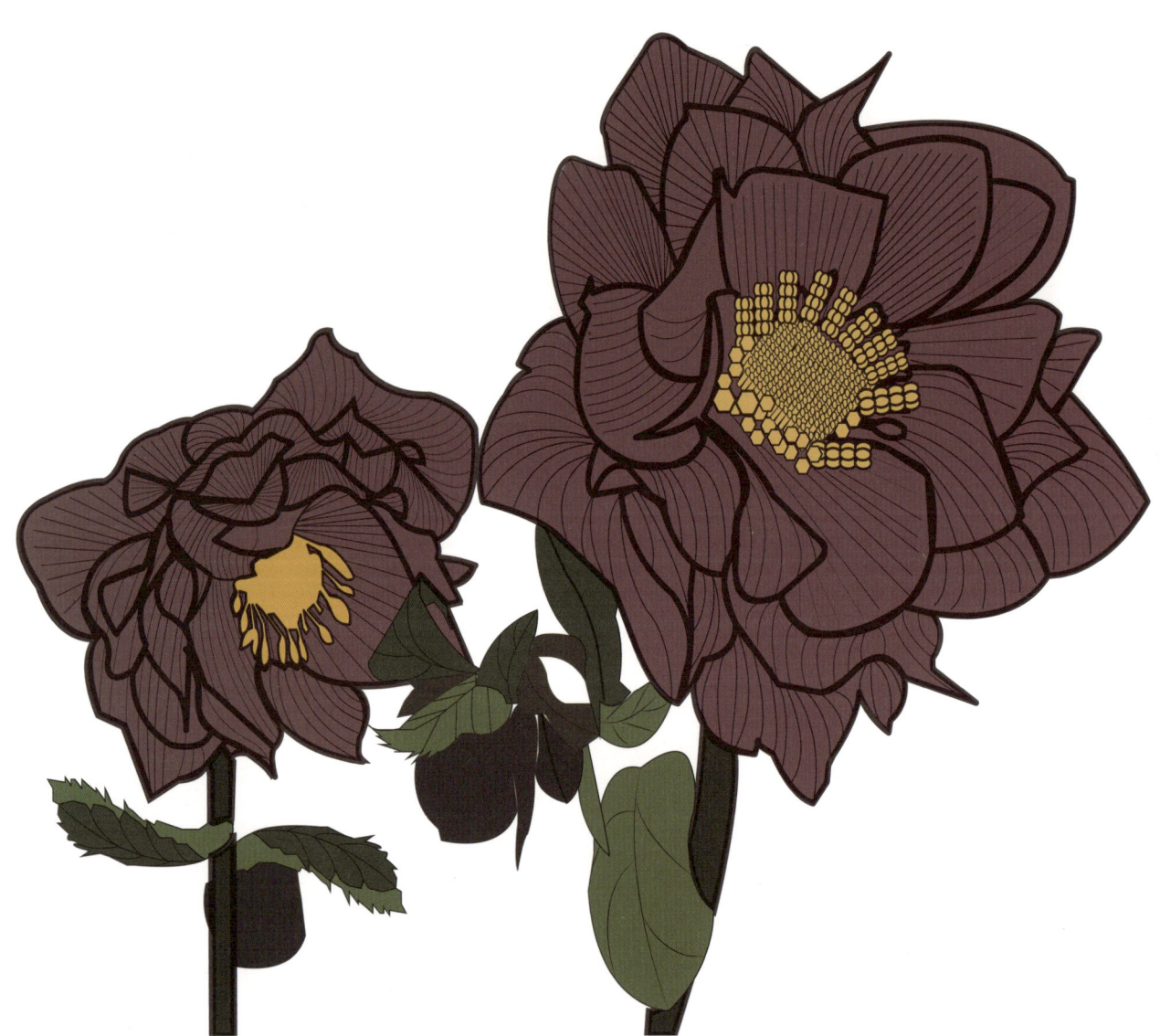

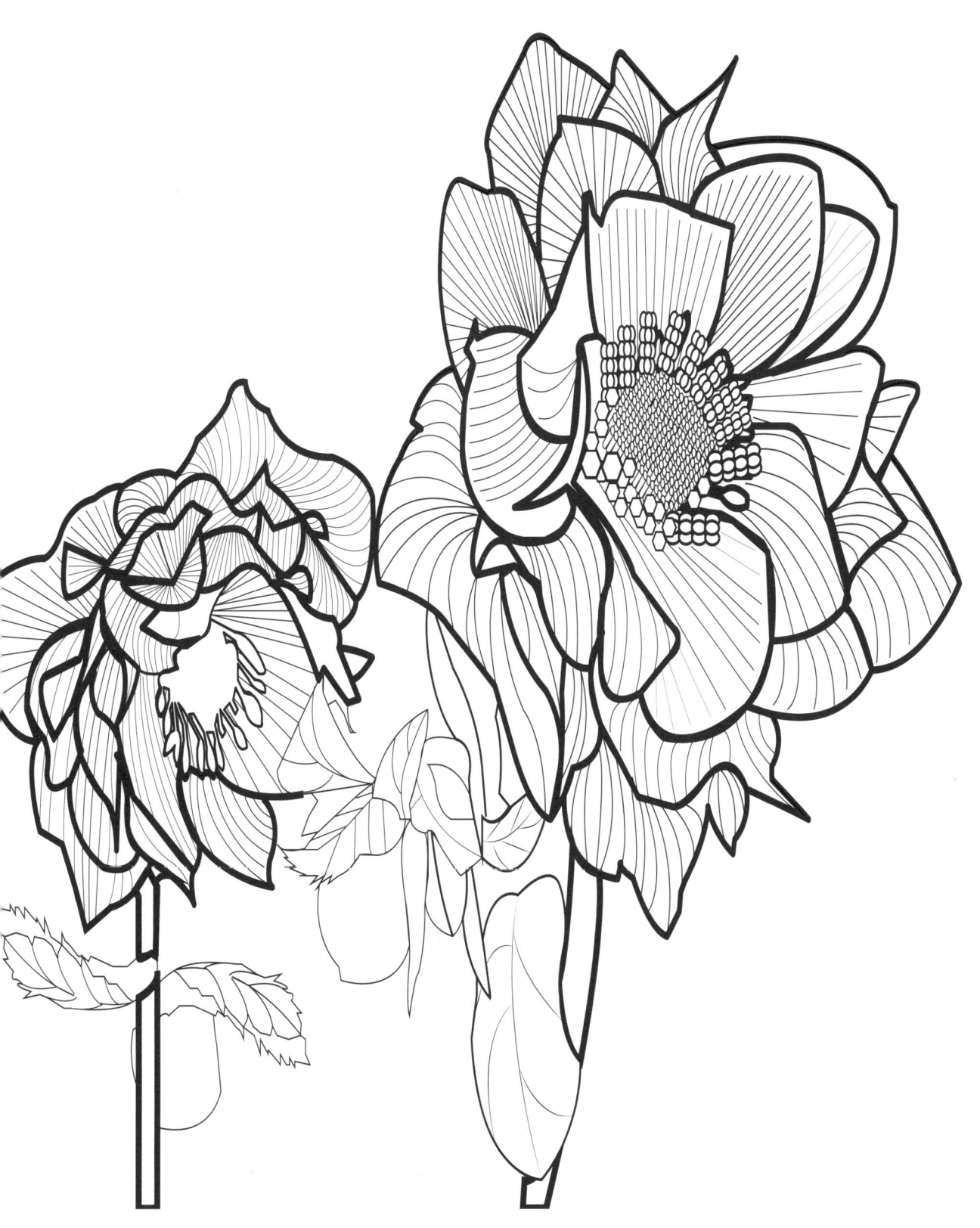

왼쪽의 색칠된 그림과 똑같이 색칠 않하셔도 됩니다. 원하는 색깔로 마음껏 색칠해 보세요.

• 게발선인장

브라질의 리우데자네이루가 원산지인, 게의 다리와 같이 마디가 뚜렷하게 갈라진 줄기 끝에 선명한 꽃이 아름다운 다육식물. 11월부터 개화하며 꽃 색깔은 붉은색, 오렌지색, 흰색, 분홍색 등이 있다.

▲ 꽃이 피는 시기: 11~12월　　▲ 꽃말: 불타는 사랑

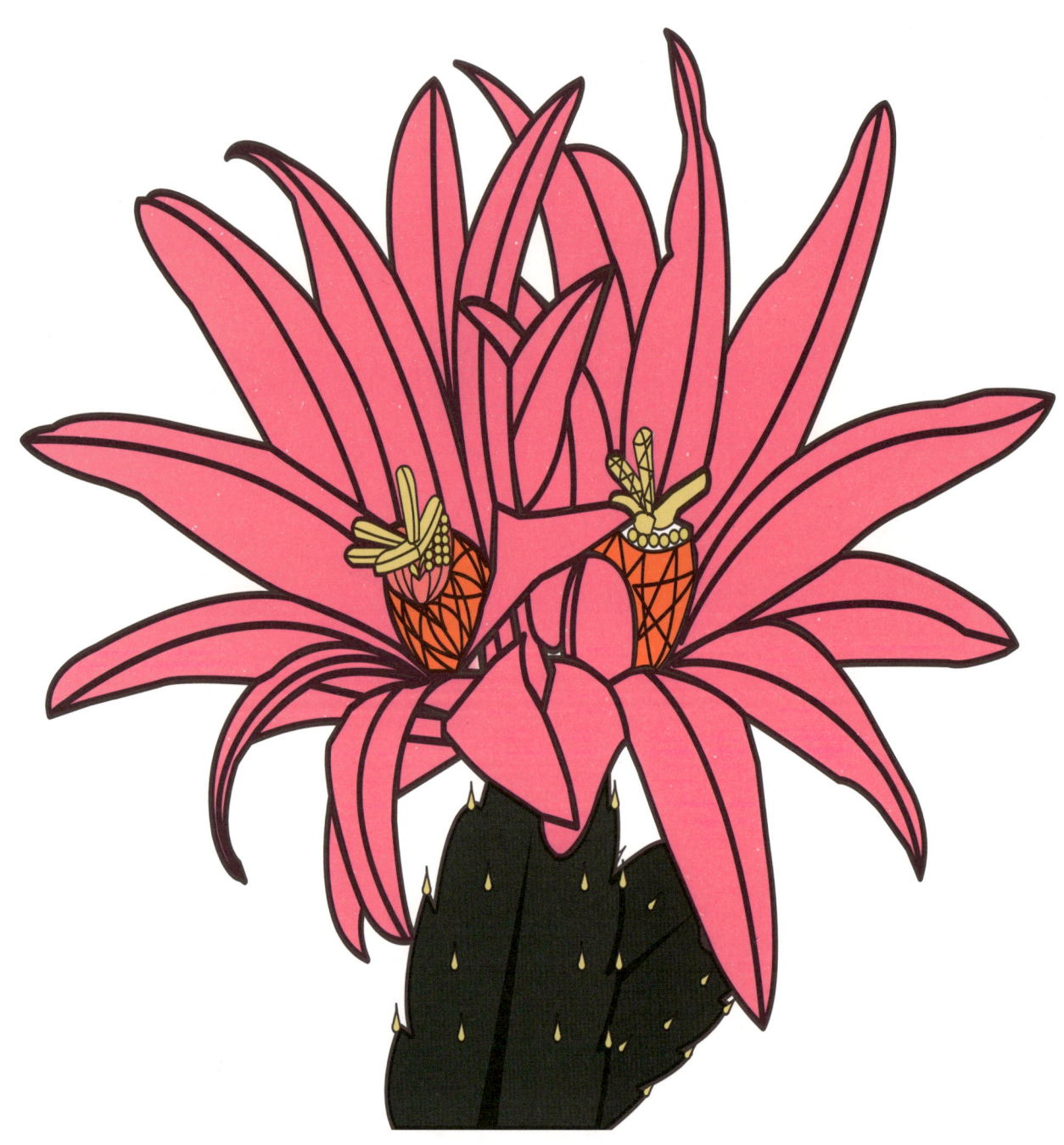

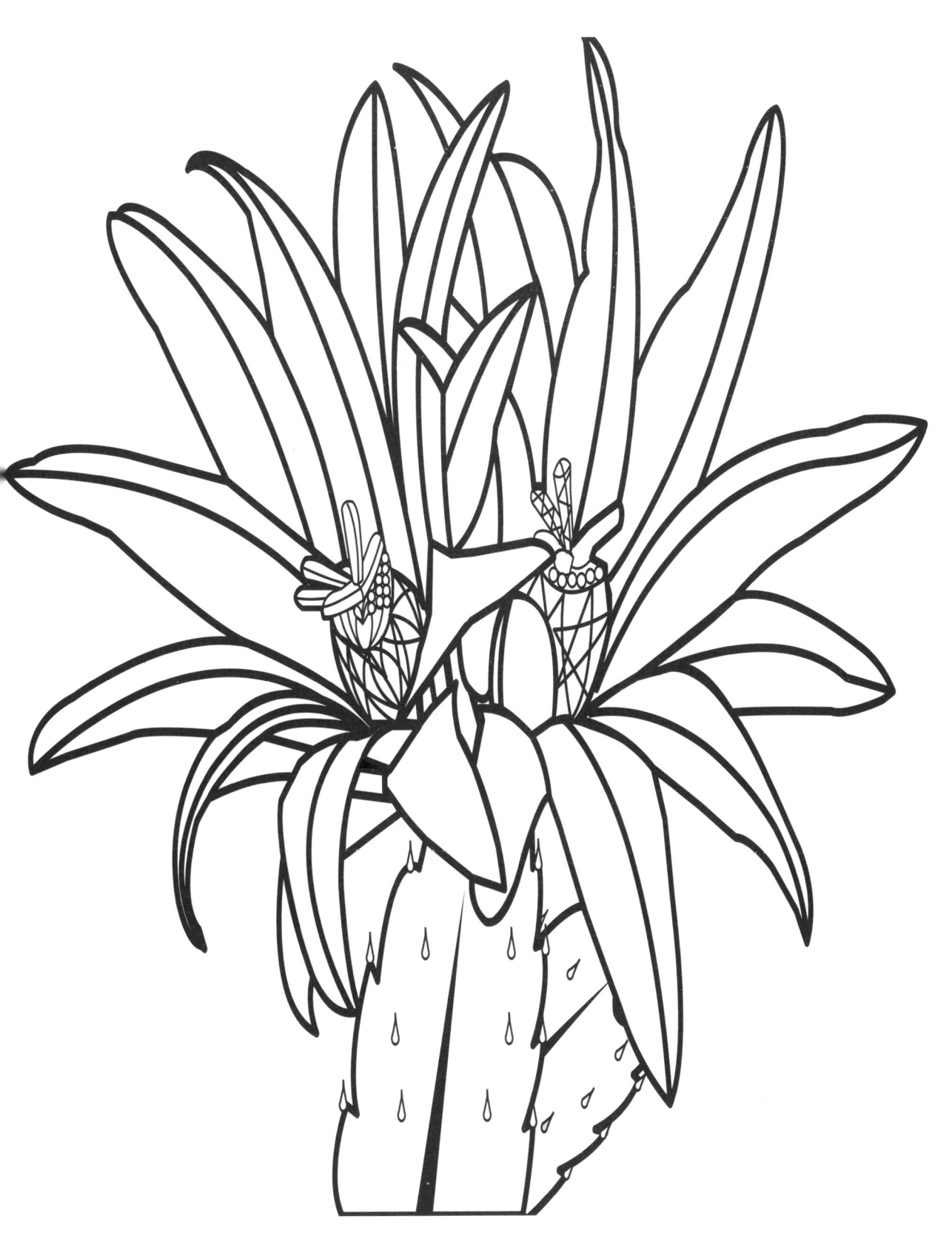

왼쪽의 색칠된 그림과 똑같이 색칠 않하셔도 됩니다. 원하는 색깔로 마음껏 색칠해 보세요.

• 팔레놉시스

나비 모양의 얇고 큼직한 꽃이 부드럽게 휜 꽃대에서 오랫동안 피는 난과 식물. 3개의 꽃잎과 3개의 꽃받침으로 이루어져있다. 3개의 꽃잎 중 1개는 설판으로 진화하였고, 2개의 꽃잎은 나비의 날개와 비슷하여, 나비를 닮은 꽃이라고 하여 붙여진 이름이다.

▲꽃이 피는 시기: 11~3월 ▲꽃말: 행복이 옴

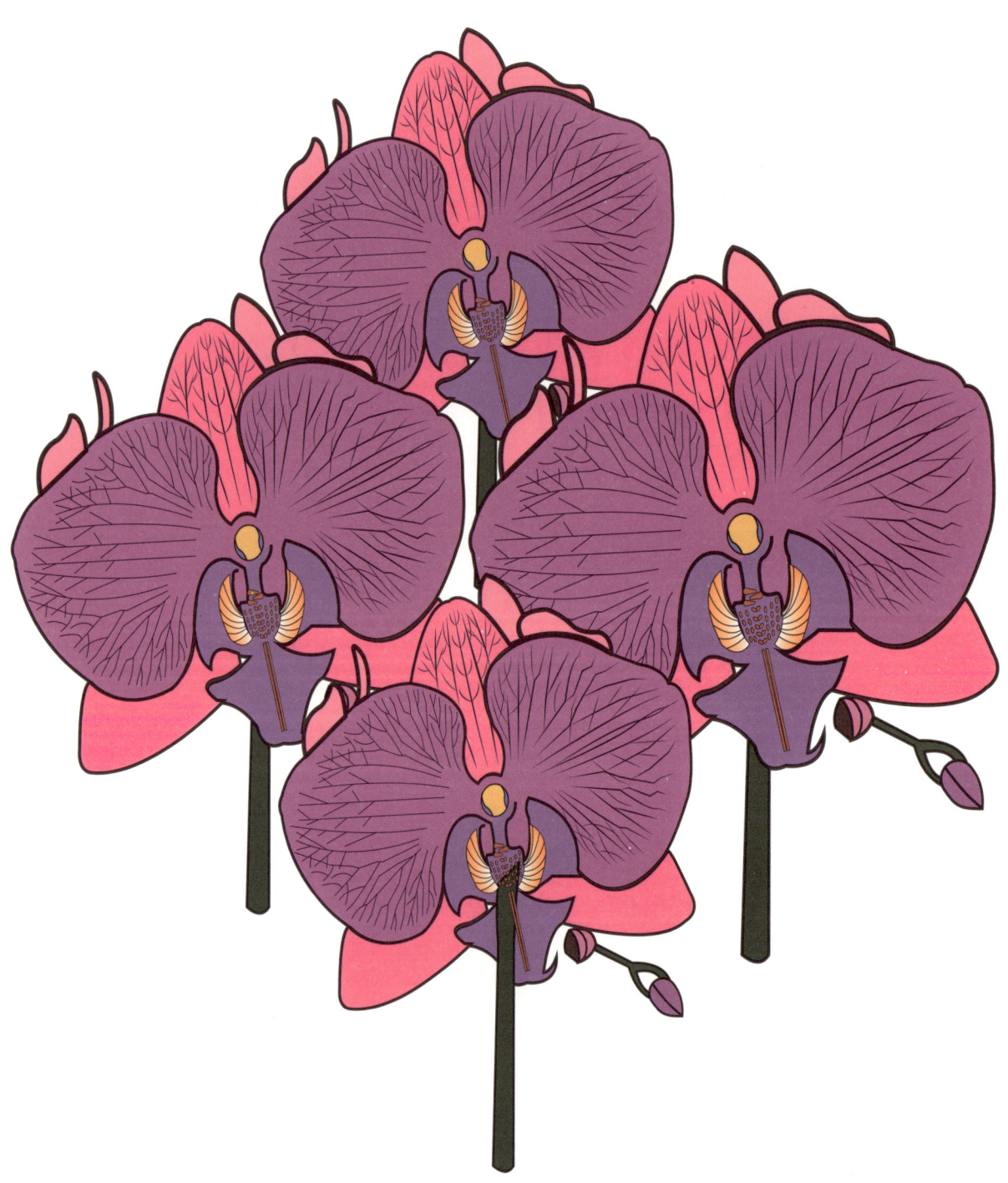

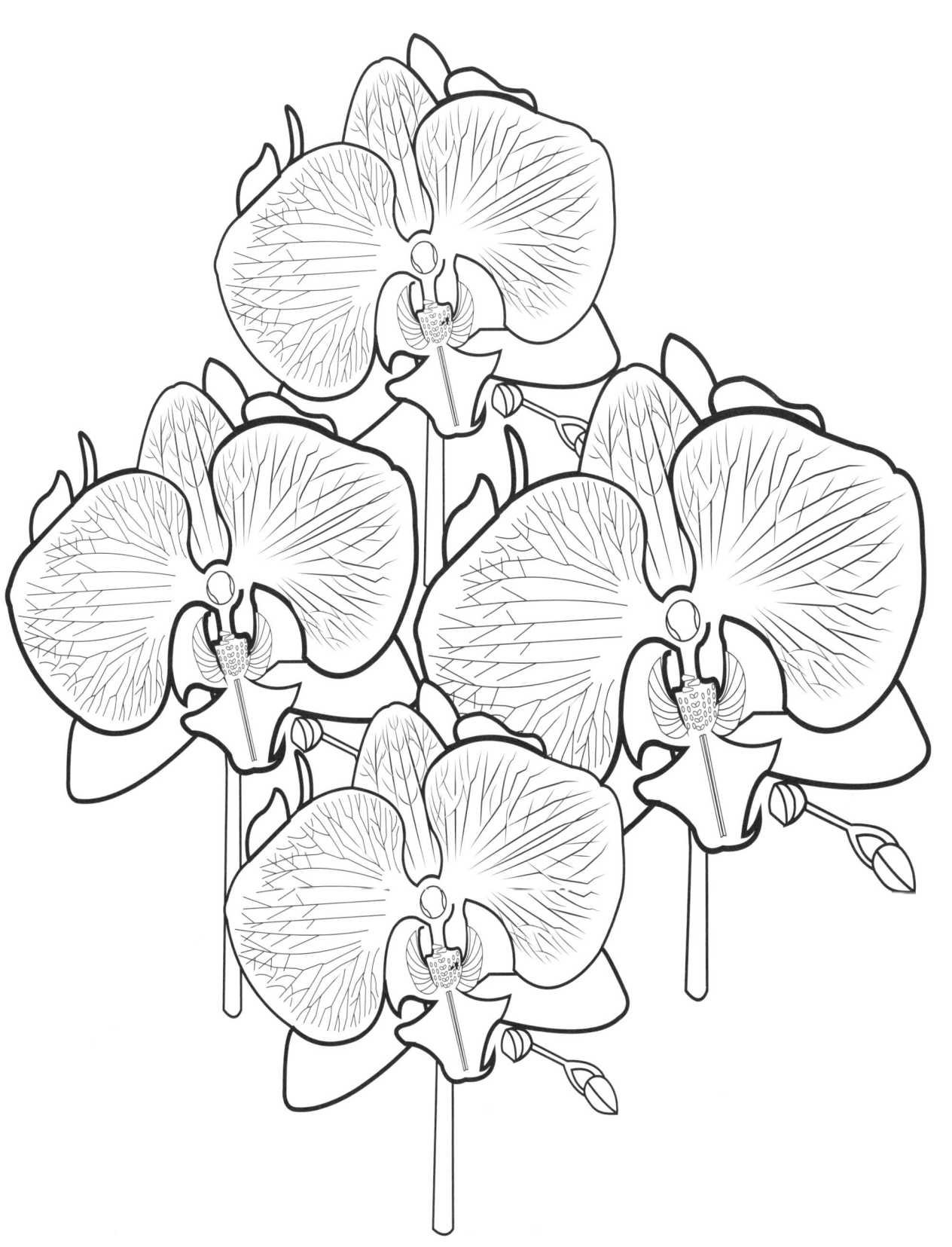

왼쪽의 색칠된 그림과 똑같이 색칠 않하셔도 됩니다. 원하는 색깔로 마음껏 색칠해 보세요.

• 세인트폴리아

원산지는 아프리카 탄자니아로, 실내에서 번식과 생육이 가능하여 실내식물로 인기가 좋다. 잎맥으로부터 꽃대가 나오고 보통 5개의 꽃잎을 여러 개 개화시킨다. 세인트폴리아는 온도에 민감한 화초로, 잎의 온도보다 낮은 온도의 물을 주면 잎에 다갈색의 반점이 생기기 때문에 20℃ 정도의 물을 주어야 한다. 꽃 색깔은 보라색, 라벤더색, 파랑색, 빨강색, 분홍색, 하얀색 등 다양하다.
▲꽃이 피는 시기: 사계절 ▲꽃말: 작은 사랑

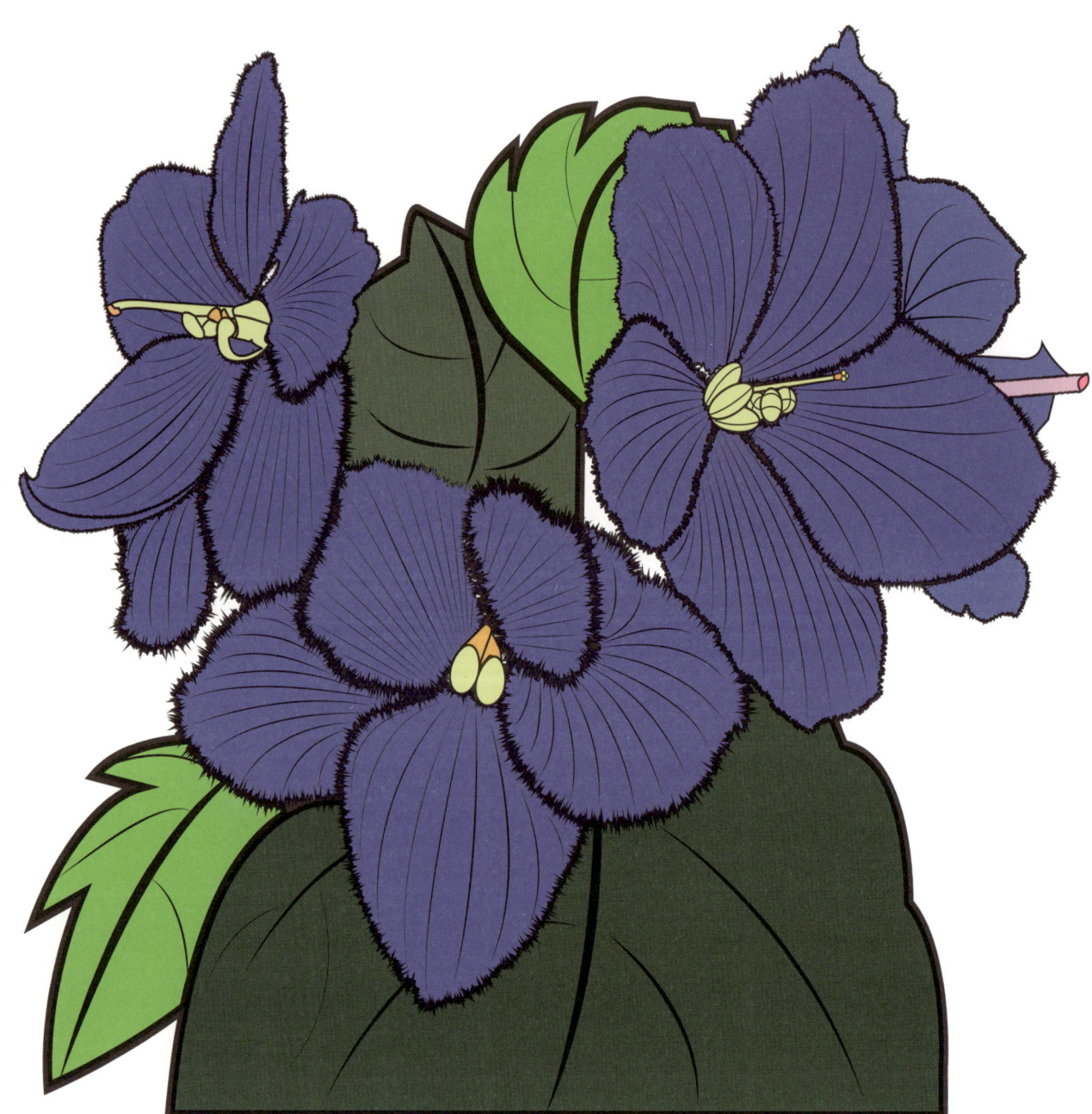

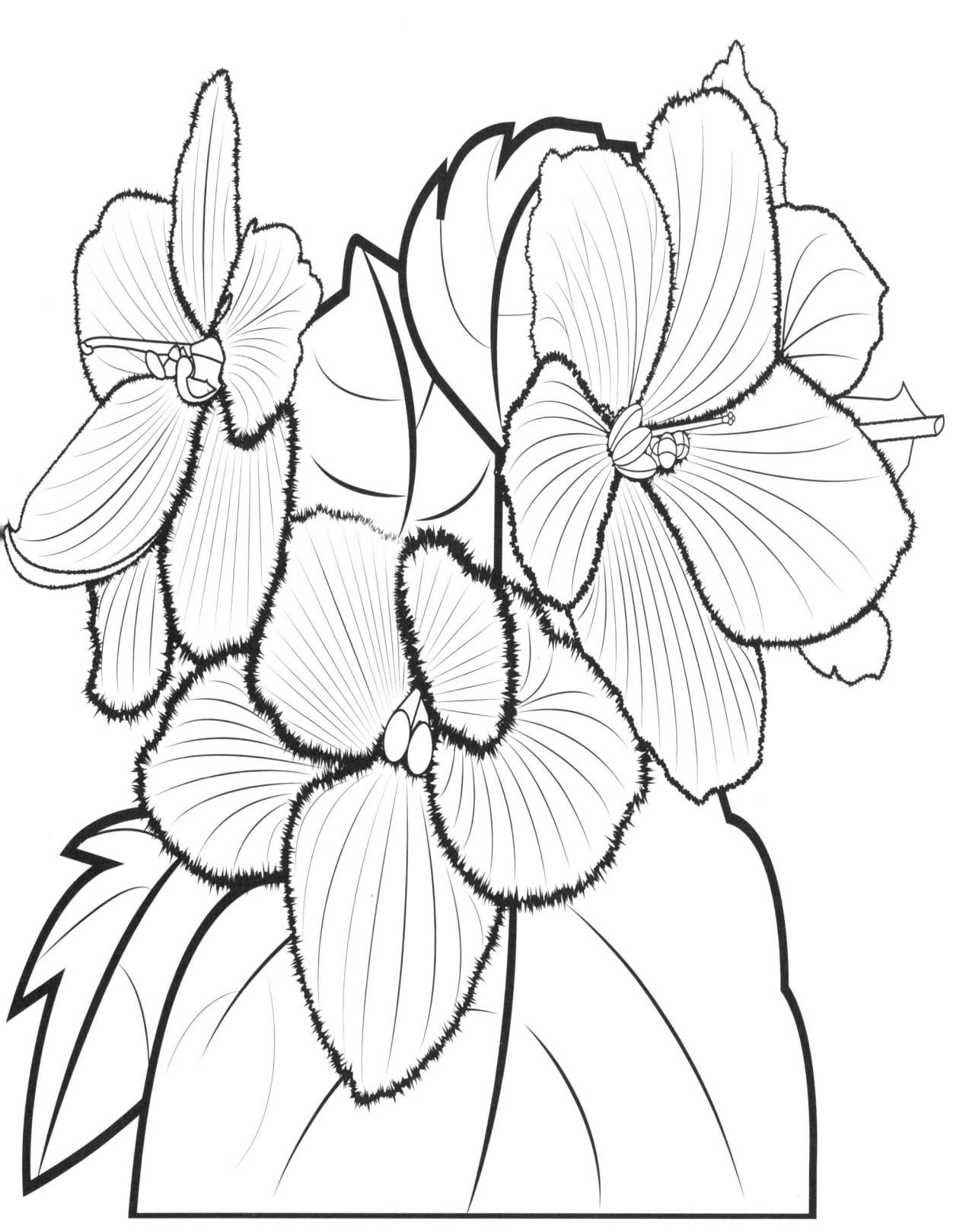

왼쪽의 색칠된 그림과 똑같이 색칠 않하셔도 됩니다. 원하는 색깔로 마음껏 색칠해 보세요.

● 칼랑코에

네 장의 화려한 꽃잎을 가진 꽃들로 풍성하게 피는 다육식물. 아프리카 동부 해안에 있는 마다가스카르 섬이 원산지이며, 꽃이 아름답고 색도 매우 다양하며, 건조한 환경에서도 잘 자라 인기가 많다. 칼랑코에는 많은 종이 있는데, 남아프리카, 남아메리카 등 열대 지방에 100여 종이 분포한다.

▲꽃이 피는 시기: 봄, 겨울　▲꽃말: 설렘

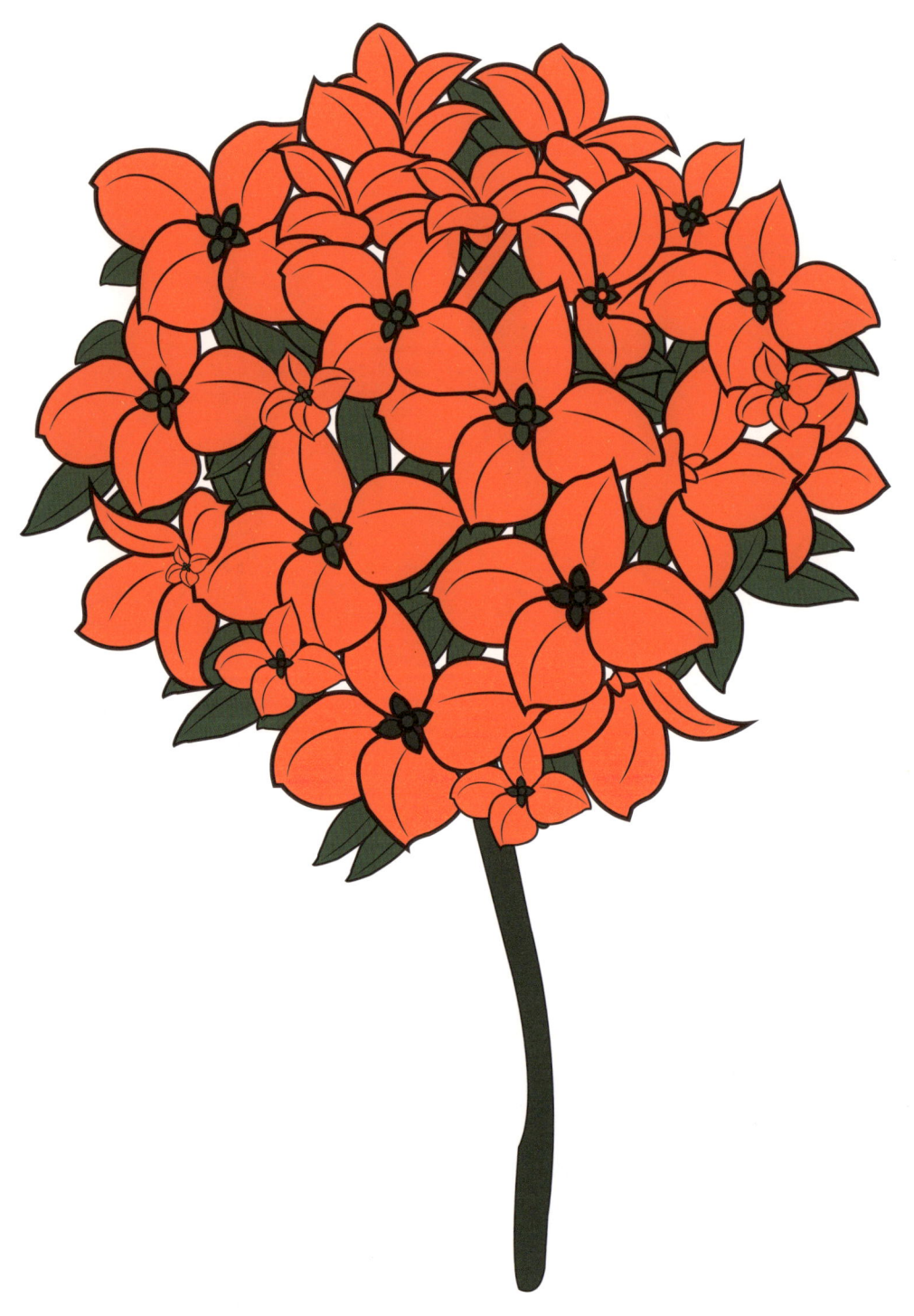

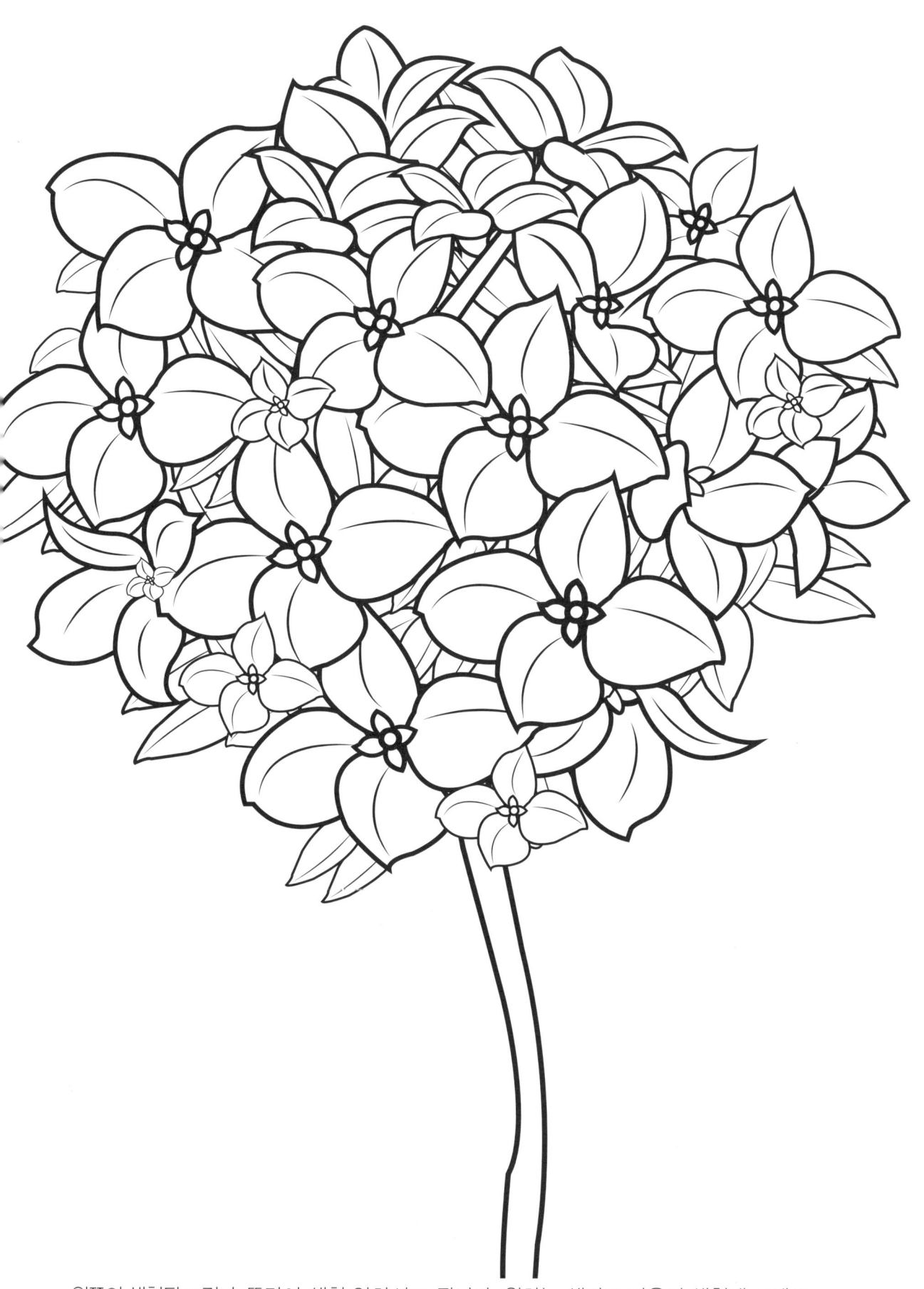

왼쪽의 색칠된 그림과 똑같이 색칠 않하셔도 됩니다. 원하는 색깔로 마음껏 색칠해 보세요.

• 군자란

남아프리카 원산의 다년초. 잎은 크고 길며 여러 개가 양쪽에 나란히 붙어 나 뒤로 둥글게 젖혀진다. 봄에 주황색 꽃이 우산살 모양으로 핀다. 추위에 약한 식물은 아니나 겨울에 얼 수 있으므로 온실이나 집안에 두고 보호해야 한다. 군자란이라는 이름으로 불리워지고 있지만 '난과'와는 관계가 없다.

▲꽃이 피는 시기: 3~5월 ▲꽃말: 고귀

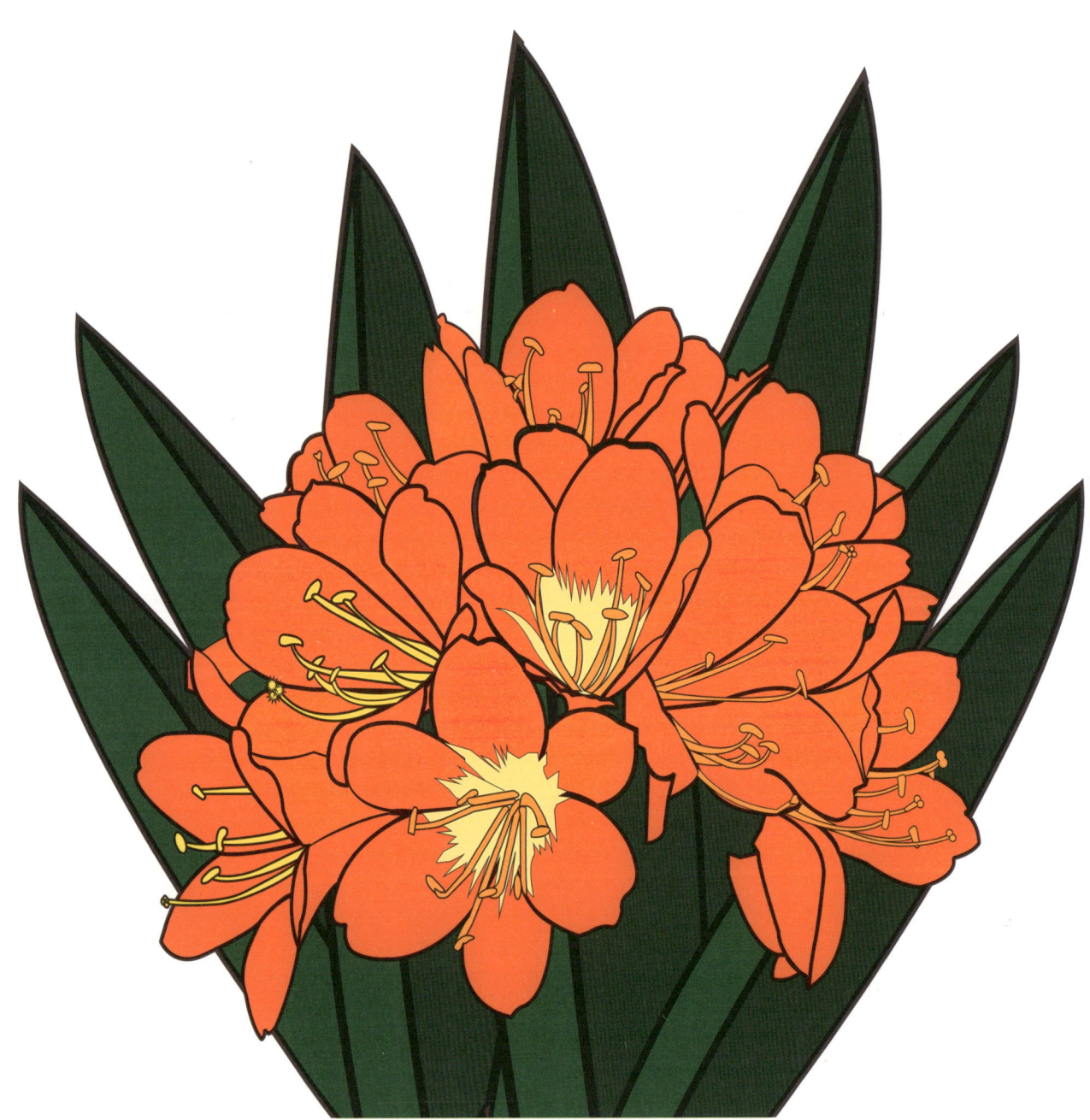

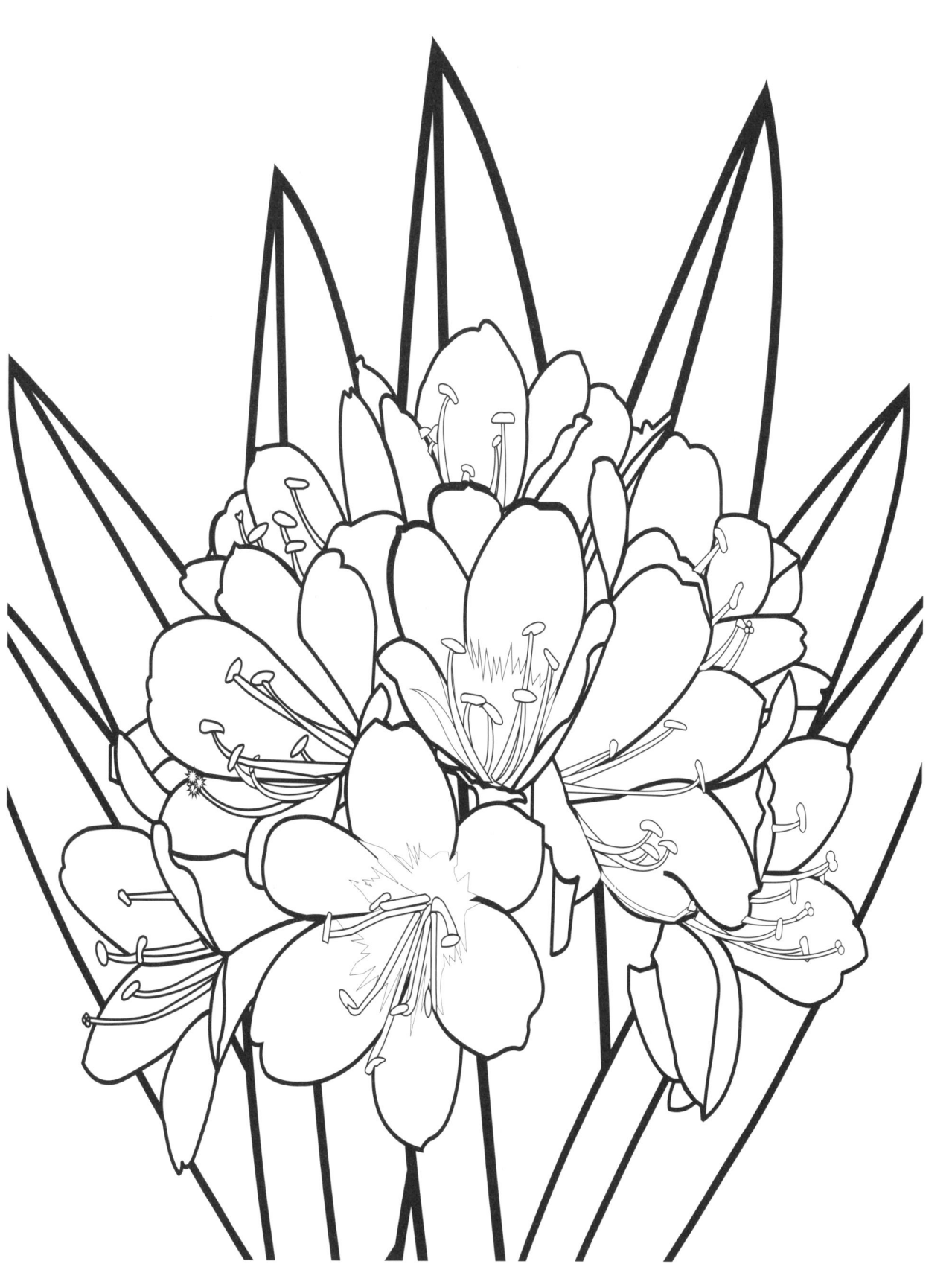

왼쪽의 색칠된 그림과 똑같이 색칠 않하셔도 됩니다. 원하는 색깔로 마음껏 색칠해 보세요.

•작약

봄에 큼지막한 꽃을 피우는 여러해살이 초화. 5~6월에 줄기 끝에 1개가 피는데 크고 아름다우며, 재배한 것은 지름 10cm 정도이다. 꽃색은 붉은색, 흰색 등 다양하며 뿌리는 약재로 쓰인다.
▲꽃이 피는 시기: 5~6월 ▲꽃말: 수줍음

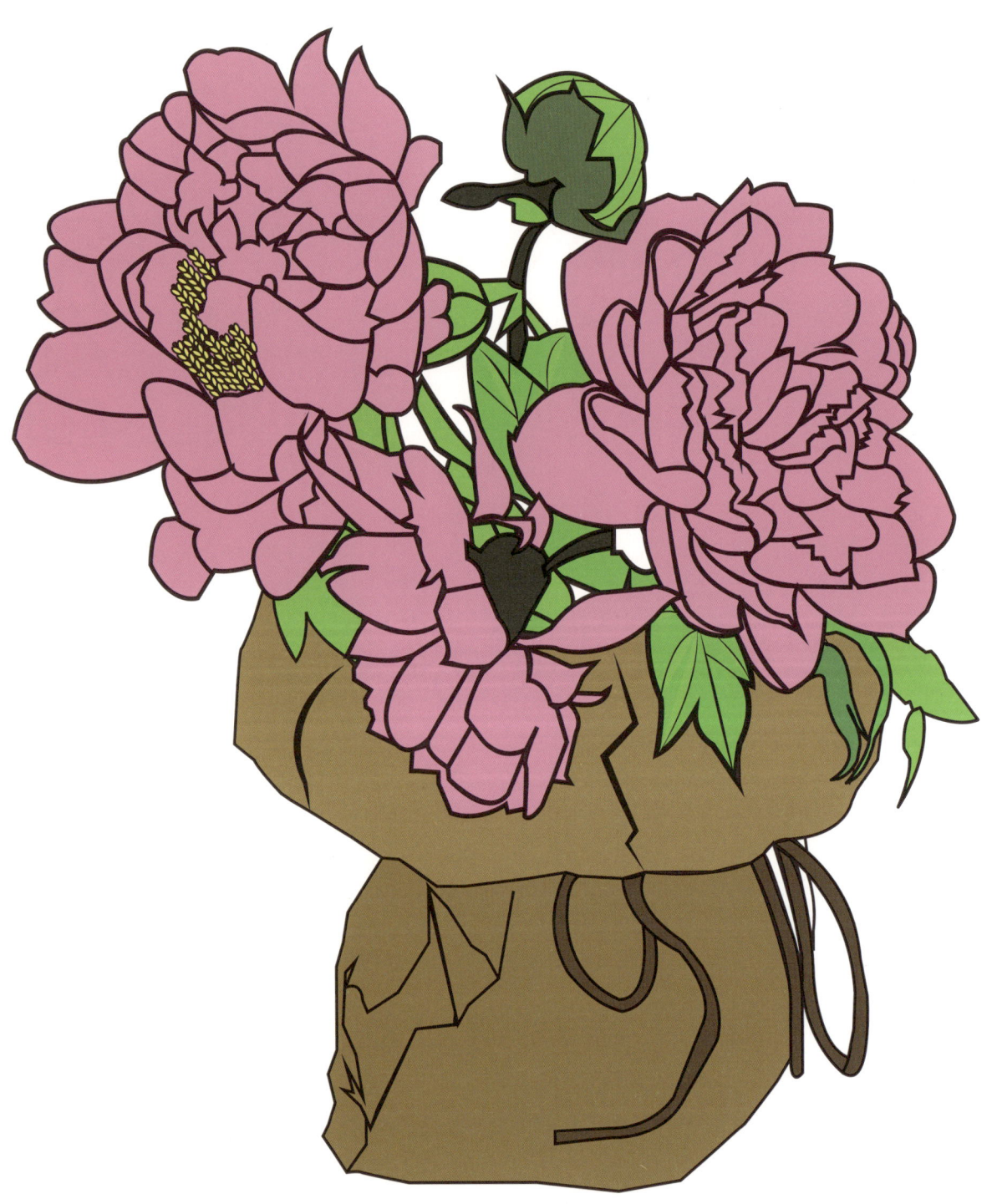

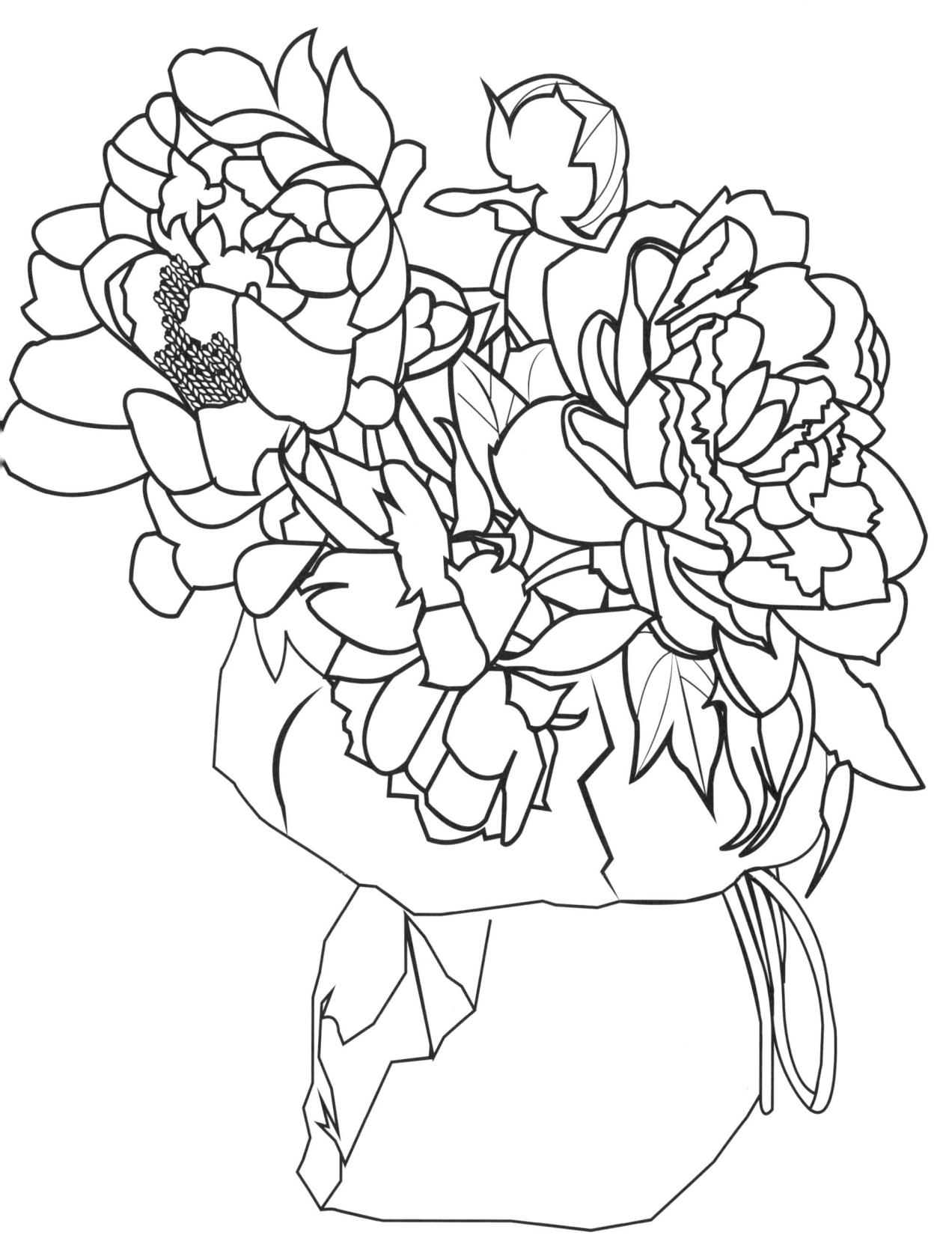

왼쪽의 색칠된 그림과 똑같이 색칠 않하셔도 됩니다. 원하는 색깔로 마음껏 색칠해 보세요.

● 애기똥풀

산과 들이나 밭둑에 자라는 두해살이 풀. 줄기와 잎은 분같이 흰 색이 돈다. 잎은 어긋나며, 깃털 모양으로 갈라져있다. 30~50cm 정도 자라며 여름에 노란색 꽃이 핀다.
▲꽃이 피는 시기: 5~8월 ▲꽃말: 몰래 주는 사랑

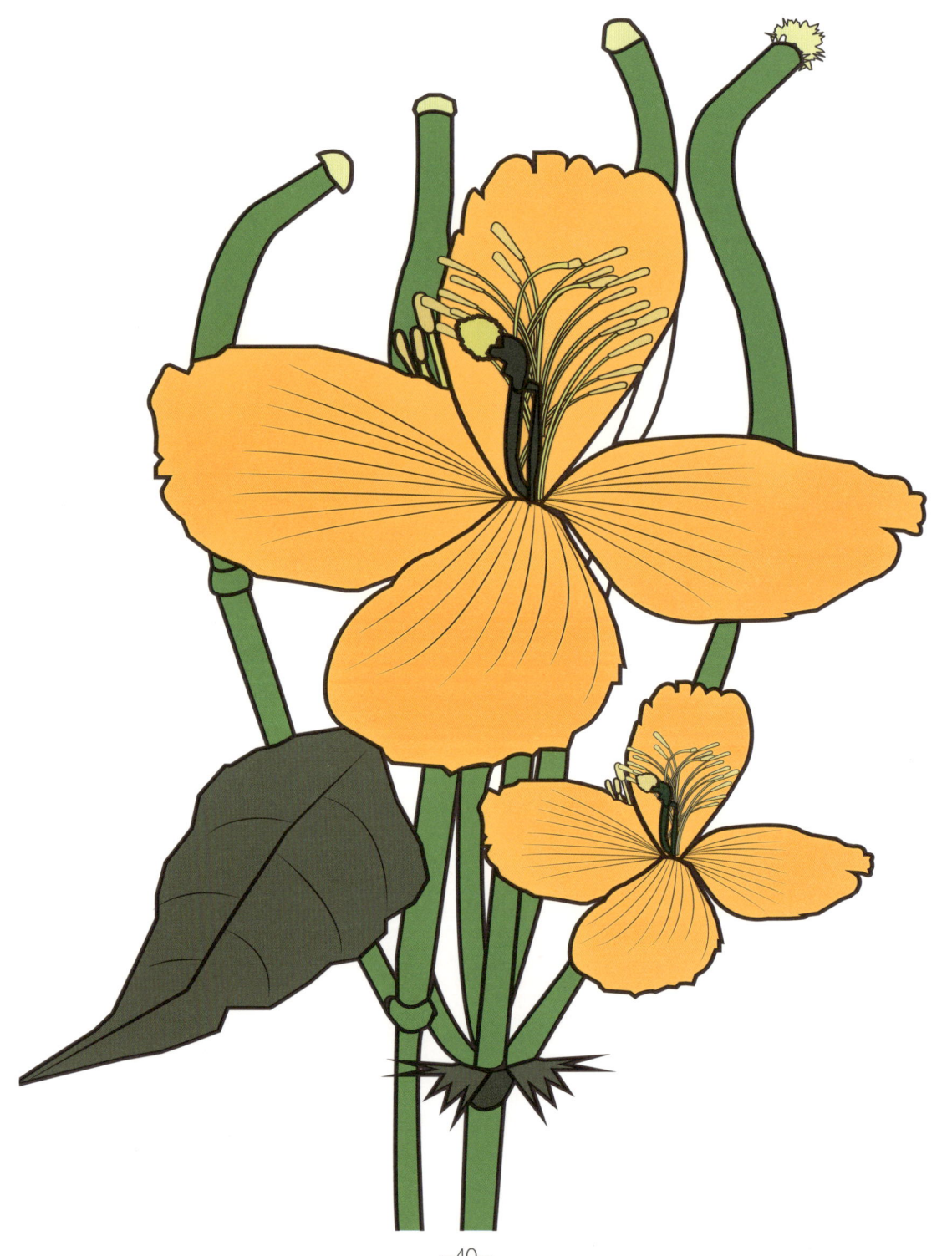

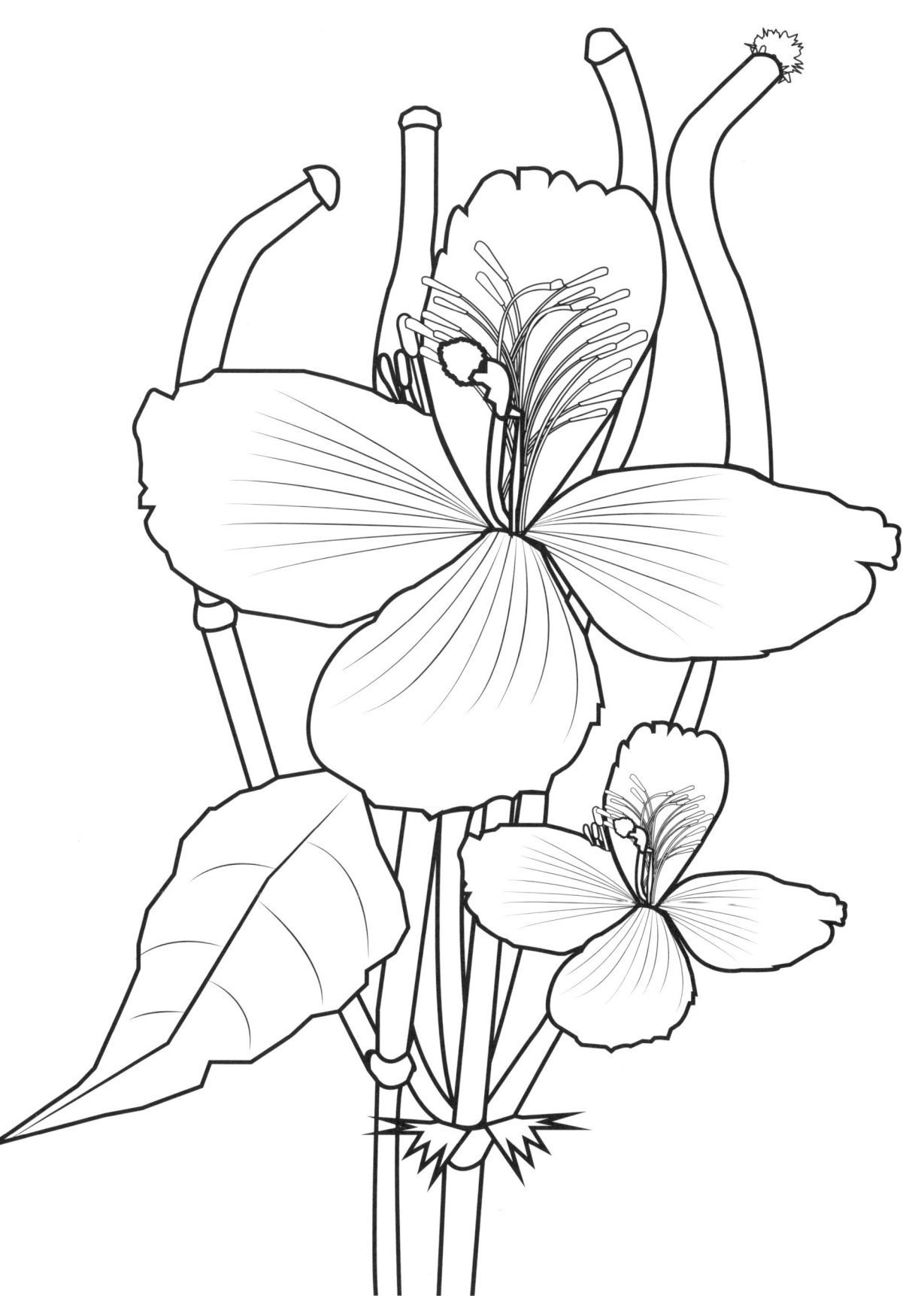

왼쪽의 색칠된 그림과 똑같이 색칠 않하셔도 됩니다. 원하는 색깔로 마음껏 색칠해 보세요.

• 산딸기

각처의 산과 들에 흔히 자라는 낙엽 관목. 햇볕이 잘 들어오는 양지에서 자란다. 가시가 많고 잎은 끝이 3~5개로 갈라진다. 꽃은 흰색으로 가지 끝에 붙어서 나며, 열매는 둥글고 6~7월에 익으며, 검붉은 색으로 맛이 좋다.

▲꽃이 피는 시기: 5~8월 ▲꽃말: 존중, 애정, 우정, 우애

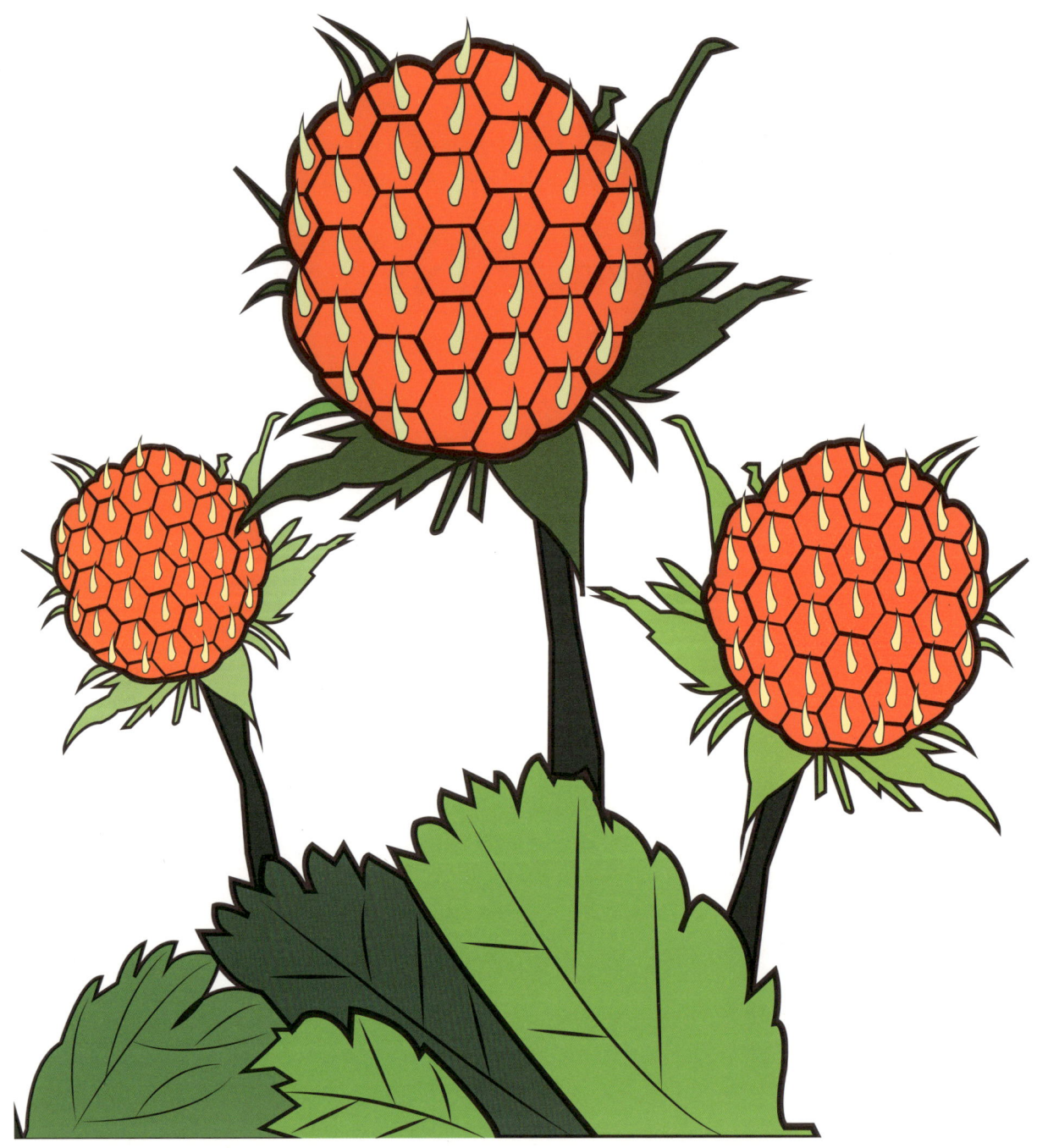

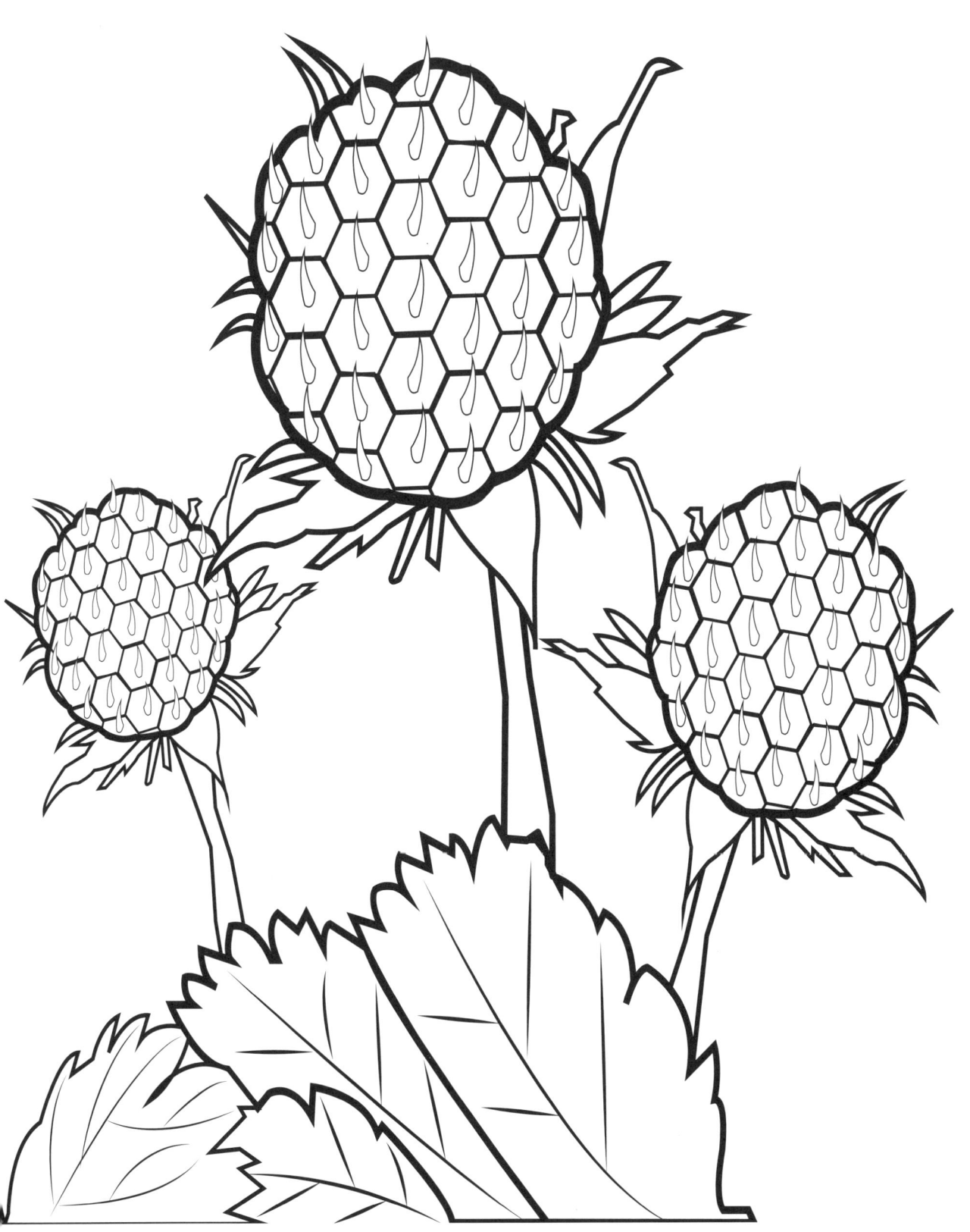

왼쪽의 색칠된 그림과 똑같이 색칠 않하셔도 됩니다. 원하는 색깔로 마음껏 색칠해 보세요.

• 고광나무

주로 산골짜기에서 자란다. 높이는 2~4m이고 작은 가지에는 털이 조금 있으며 2년생이다. 가지는 회색이고 껍질이 벗겨진다. 잎은 마주나고 달걀 모양 또는 타원형으로 양쪽 끝이 뾰족하며 뚜렷하지 않은 톱니가 있다. 4~5월에 흰색 꽃이 5~7개가 달리며 꽃대와 꽃가지에 잔털이 있다.

▲꽃이 피는 시기: 4~6월 ▲꽃말: 추억, 기쁨, 품격

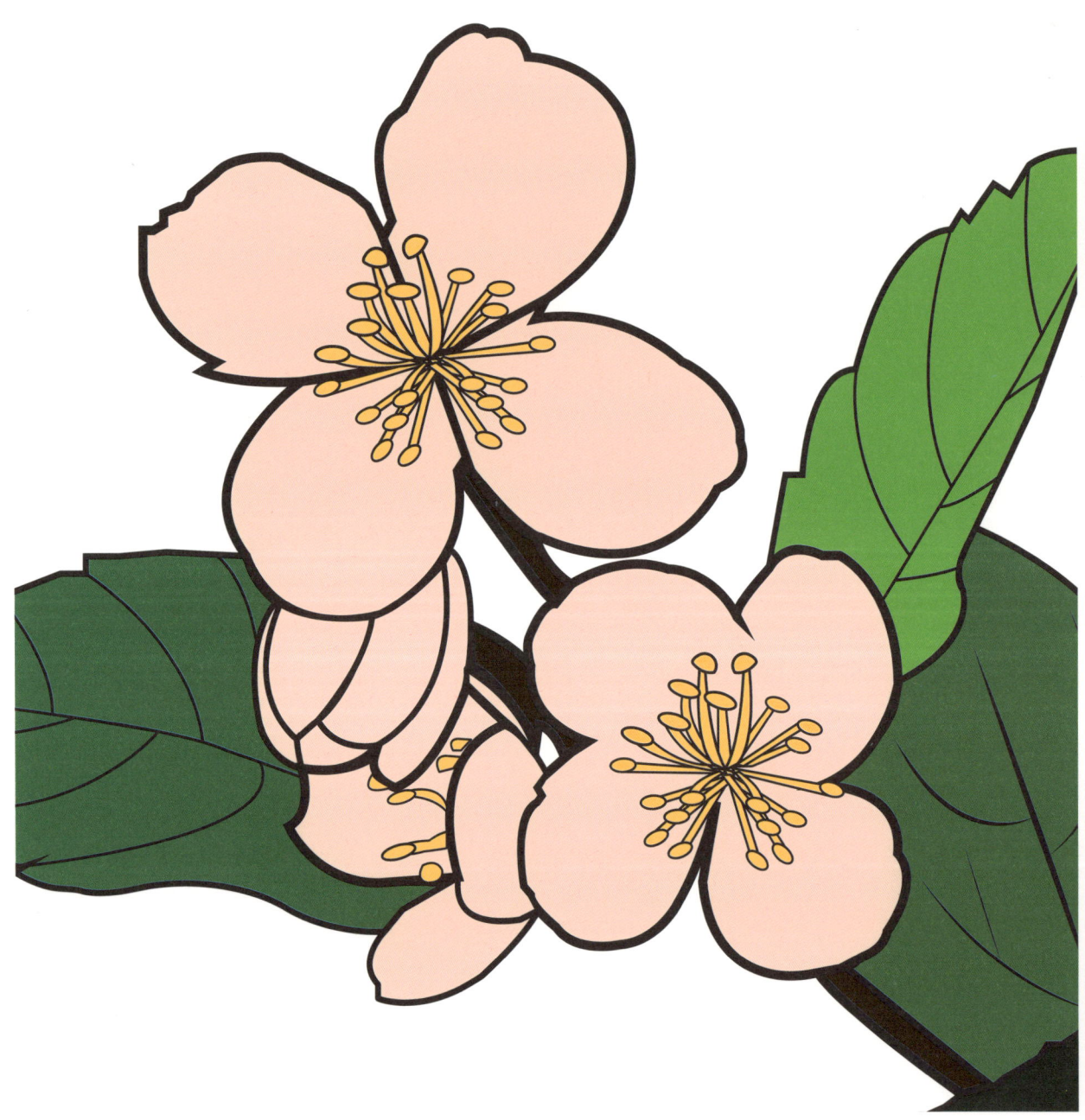

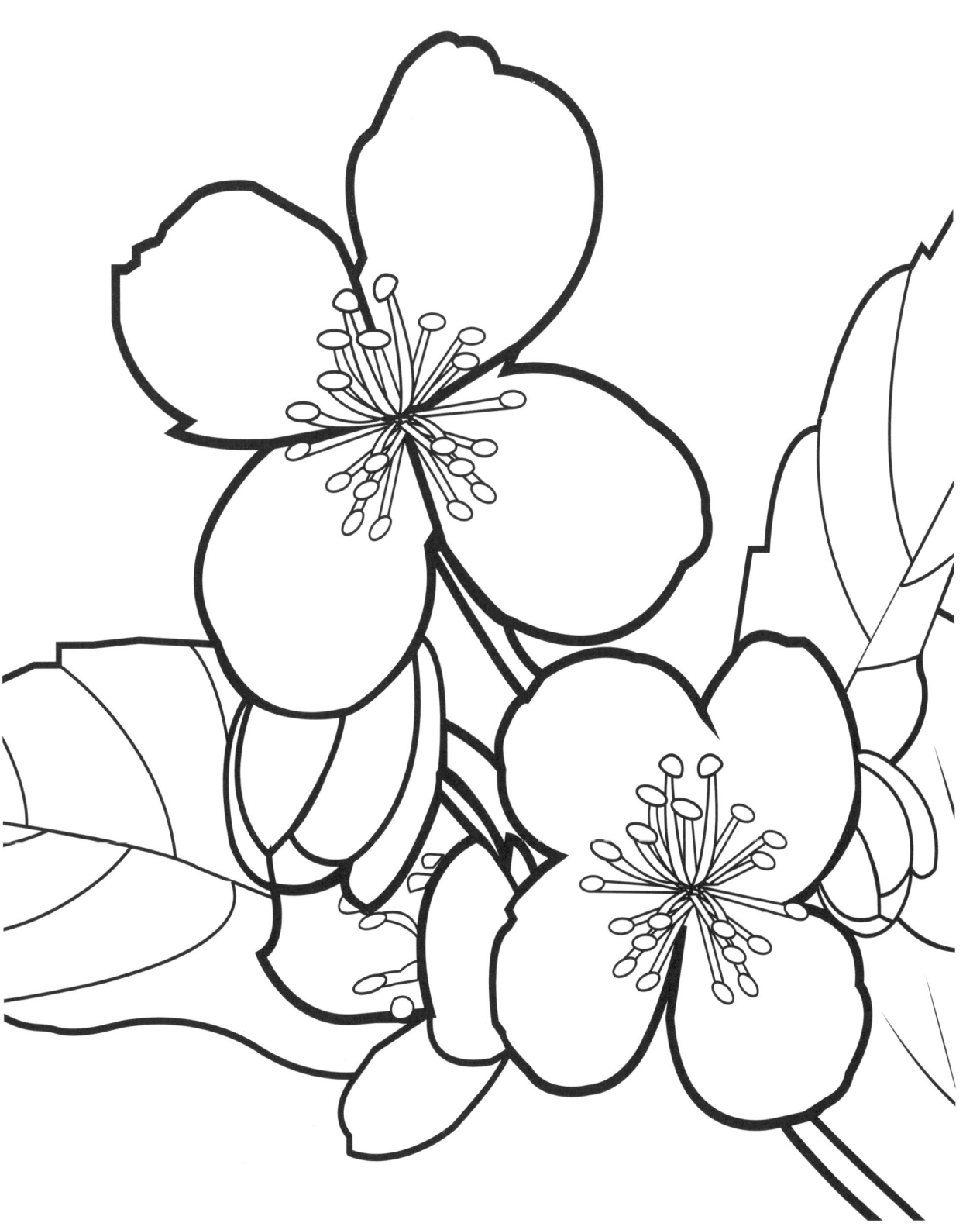

왼쪽의 색칠된 그림과 똑같이 색칠 않하셔도 됩니다. 원하는 색깔로 마음껏 색칠해 보세요.

• 씀바귀

산과 들에 자라며, 초여름에 흰색 또는 노란색의 꽃이 핀다. 줄기는 가늘고 가지가 갈라지며, 줄기나 잎을 자르면 쓴맛을 지닌 흰 즙이 나온다. 이른 봄에 뿌리와 어린 순을 나물로 먹고 성숙한 것은 진정제로 쓰기도 한다.
▲꽃이 피는 시기: 5~7월 ▲꽃말: 순박함

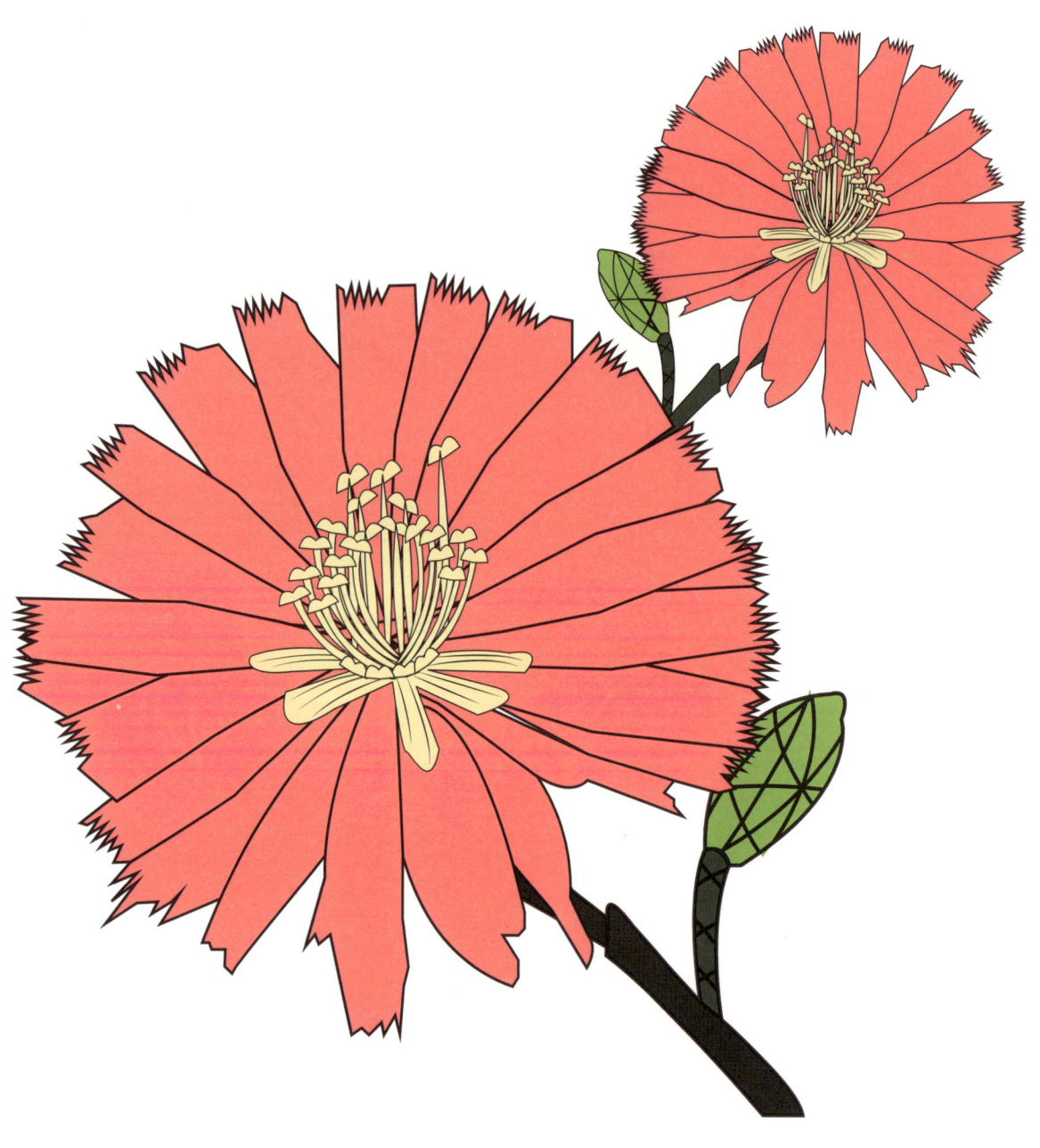

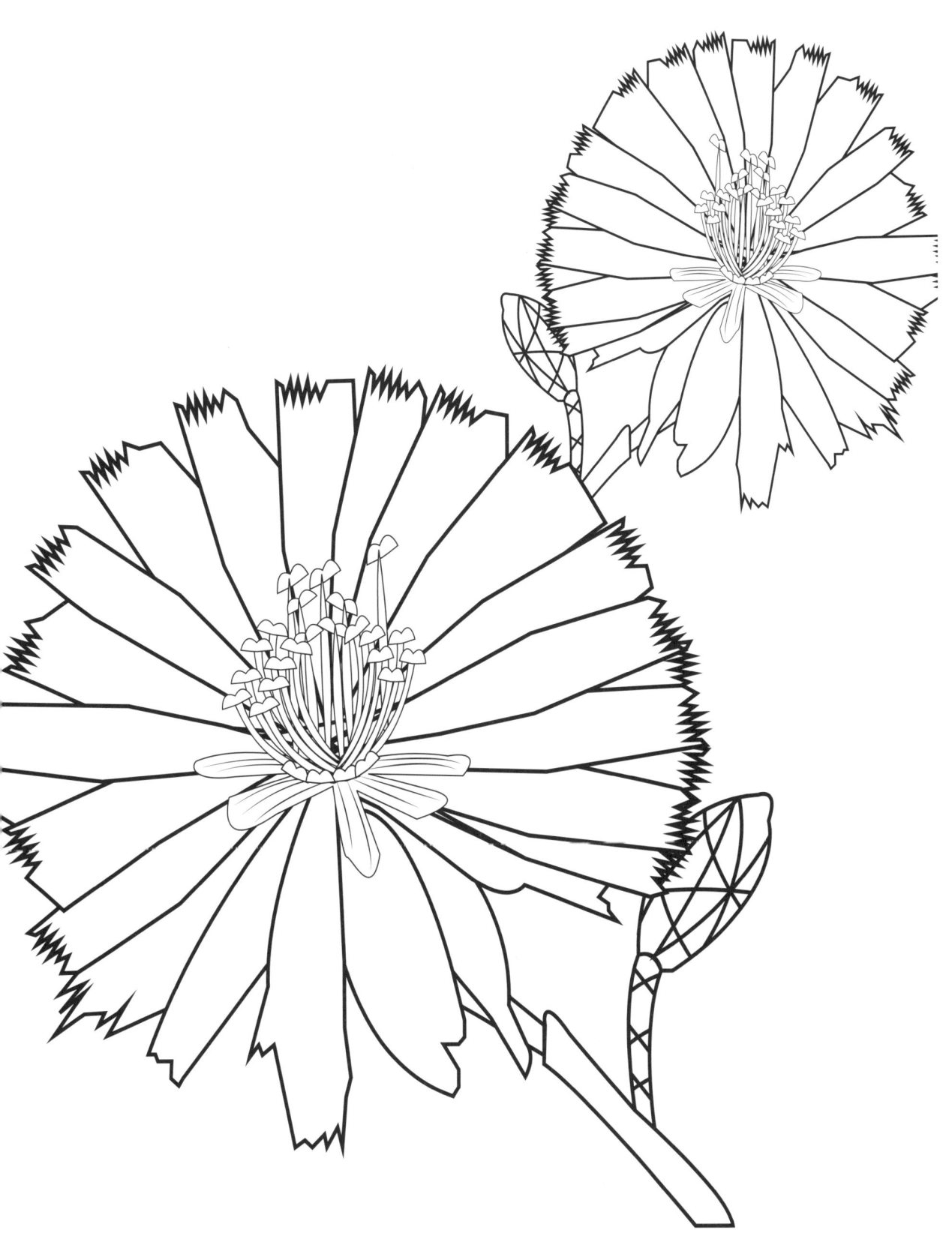

왼쪽의 색칠된 그림과 똑같이 색칠 않하셔도 됩니다. 원하는 색깔로 마음껏 색칠해 보세요.

● 삼지구엽초

산지의 숲 속 그늘에서 자란다. 잎은 어긋나고, 긴 잎자루가 있으며, 3장씩 3회 갈라져 삼지구엽초라는 이름이 붙여졌다. 다른 식물과 유사하게 닮아 혼돈하는 경우가 많지만, 삼지구엽초의 잎은 하트 모양으로 생겼고, 끝에 톱니와 같은 결각이 있어 쉽게 구분이 가능하다. 봄에 옅은 노란색의 꽃이 아래를 향해 핀다.

▲꽃이 피는 시기: 4~5월   ▲꽃말: 비밀, 당신을 붙잡아 두다

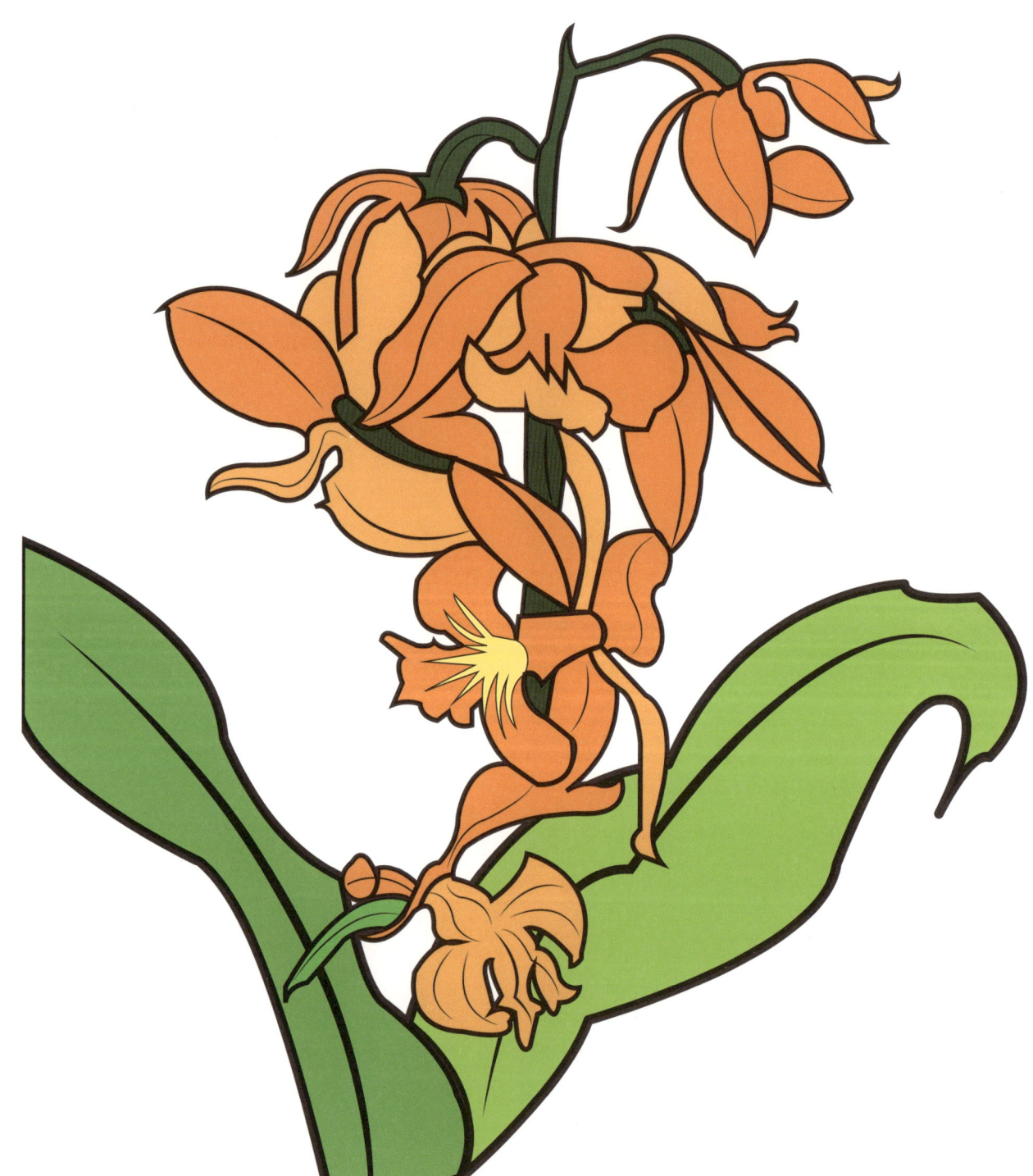

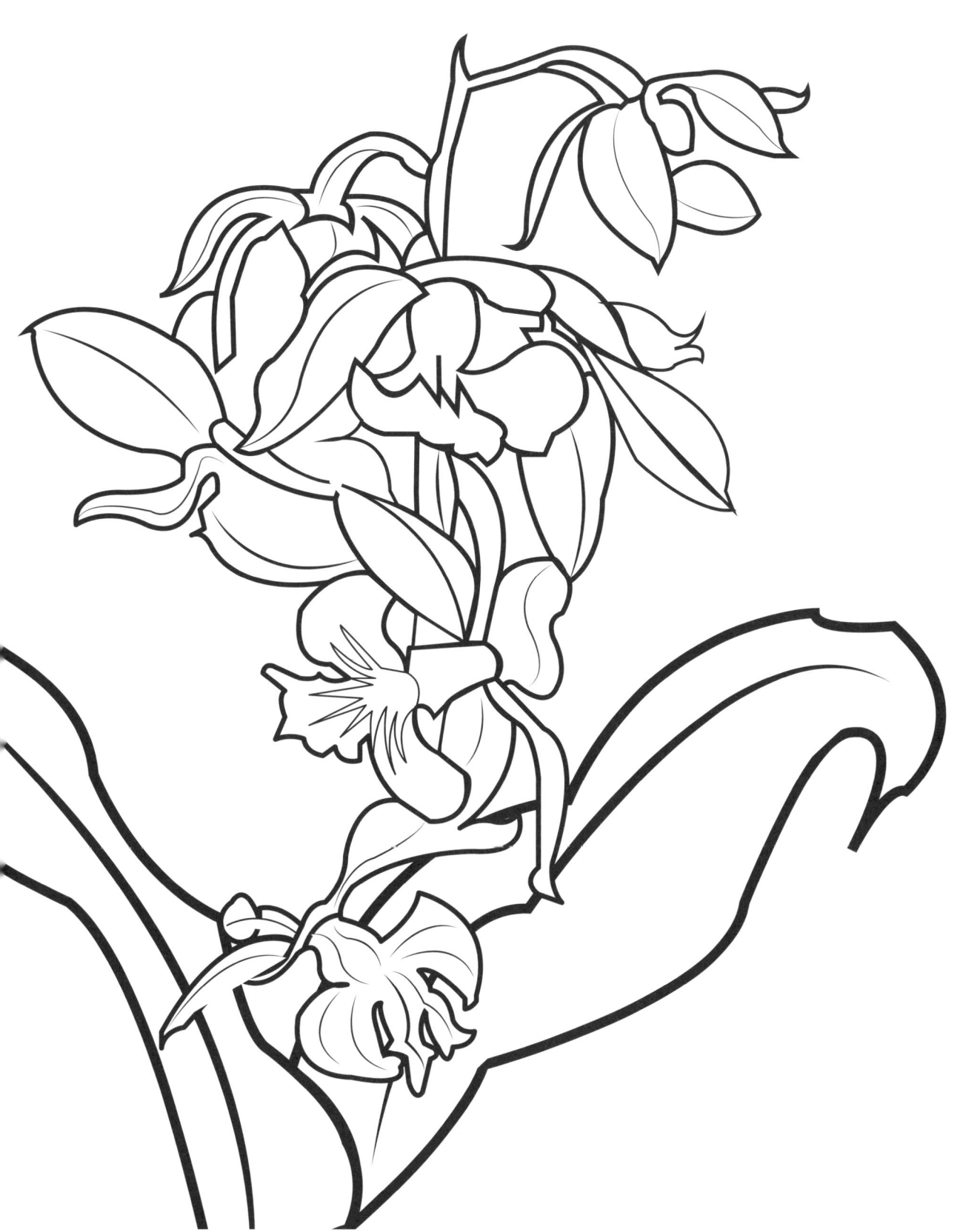

왼쪽의 색칠된 그림과 똑같이 색칠 않하셔도 됩니다. 원하는 색깔로 마음껏 색칠해 보세요.

● 창포

연못이나 도랑가 등에 자란다. 잎은 가늘고 길며, 여름에 이삭 모양의 황록색 꽃이 핀다. 뿌리줄기는 옆으로 길게 자라며, 지상에 있는 줄기와 더불어 독특한 향기가 난다. 옛날에는 단옷날 창포 뿌리를 넣고 끓인 물로 머리를 감는 풍습이 있었다.

▲꽃이 피는 시기: 6~7월 ▲꽃말: 할말이 있어요

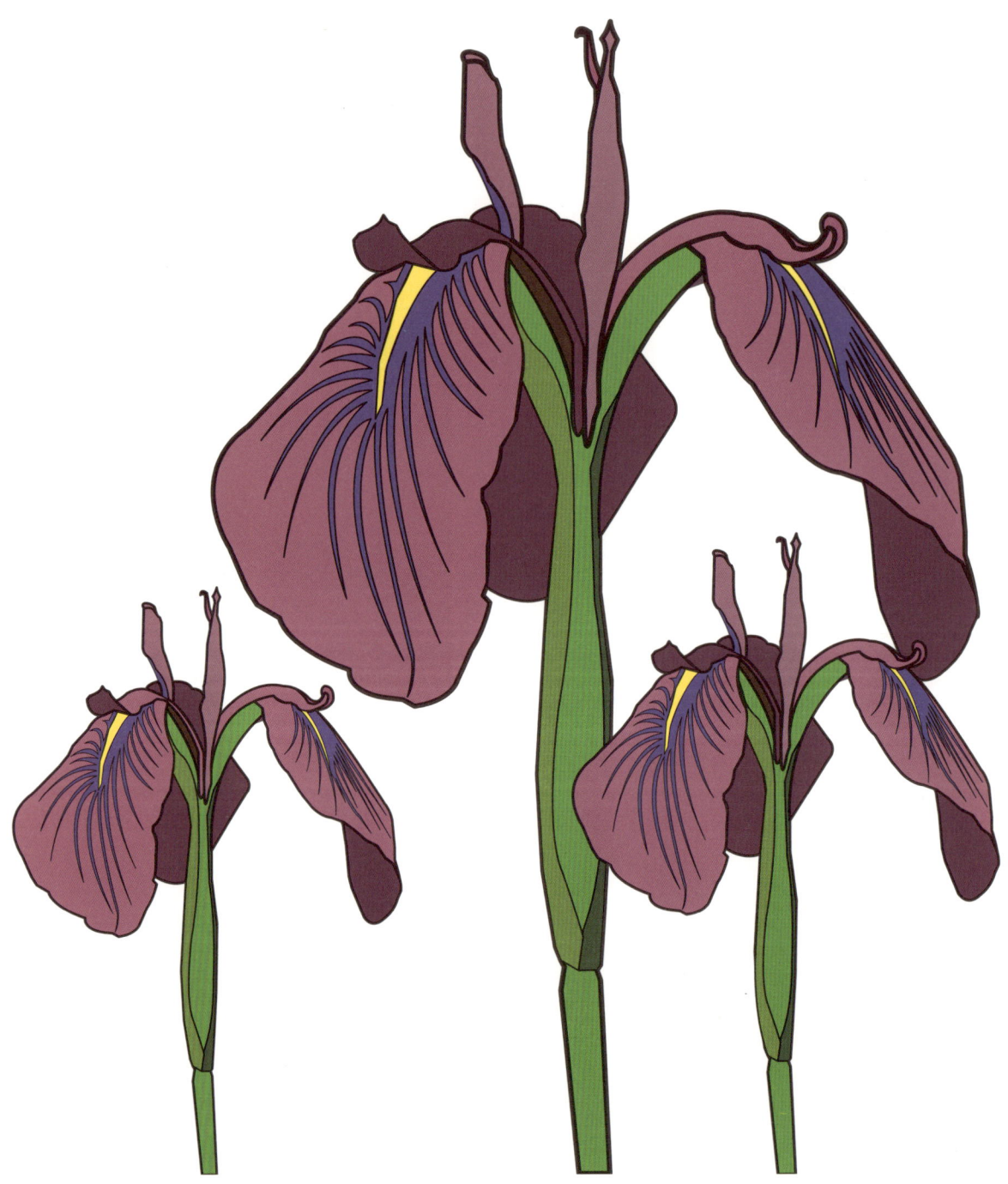

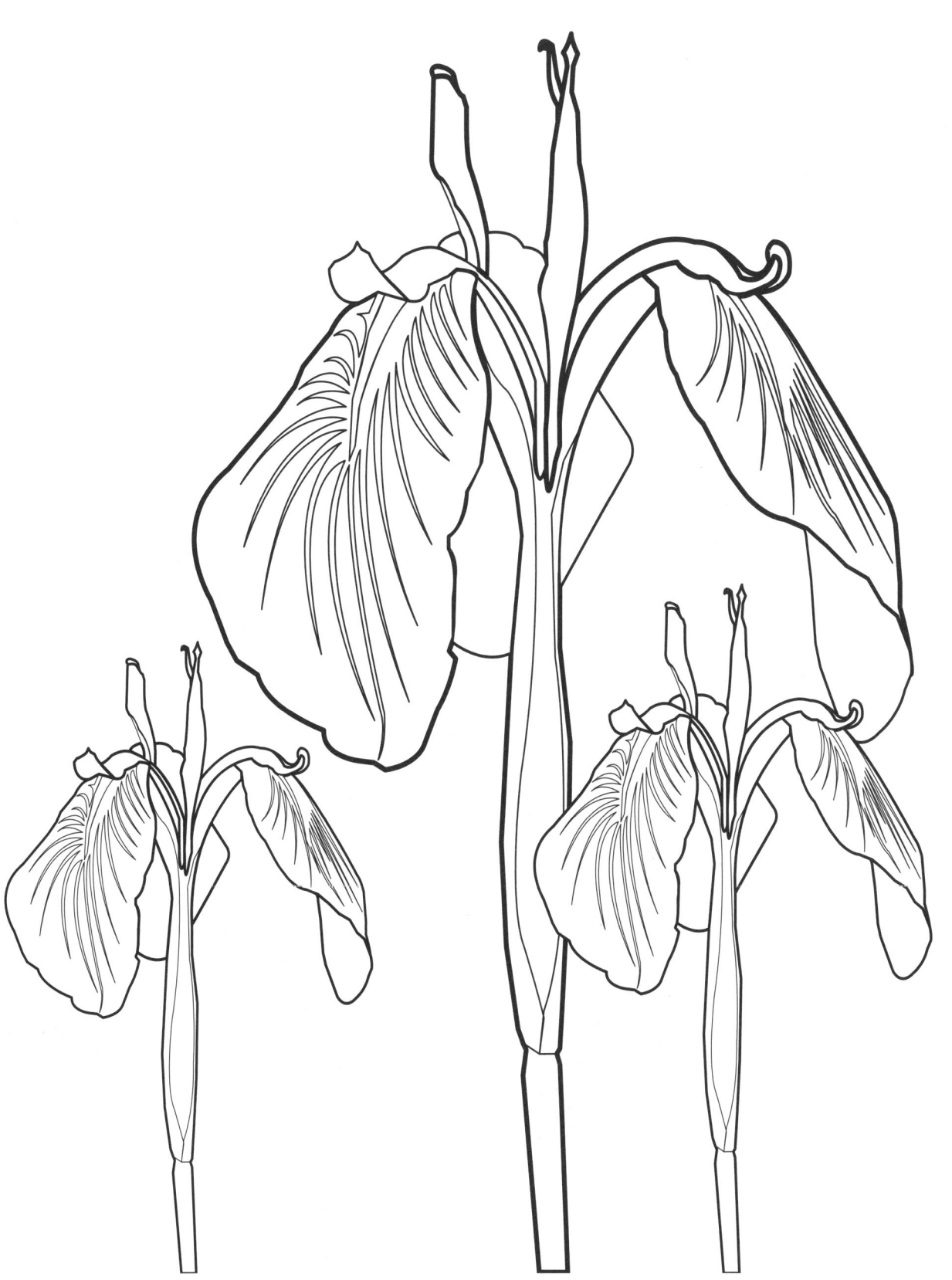

왼쪽의 색칠된 그림과 똑같이 색칠 않하셔도 됩니다. 원하는 색깔로 마음껏 색칠해 보세요.

• 백화등

산지의 고목이나 바위에 붙어 자라며, 물 빠짐이 좋고 햇볕이 많이 들어오는 곳에서 자란다. 줄기에서 다른 식물이나 바위를 감쌀 수 있는 뿌리가 많이 나오기 때문에, 다른 식물을 쉽게 감고 올라간다. 꽃은 5~6월에 새로 자란 가지 끝에 달려 피는데, 흰색에서 노란색으로 변한다.

▲꽃말: 5~6월 ▲ 꽃말: 매혹, 속삭임

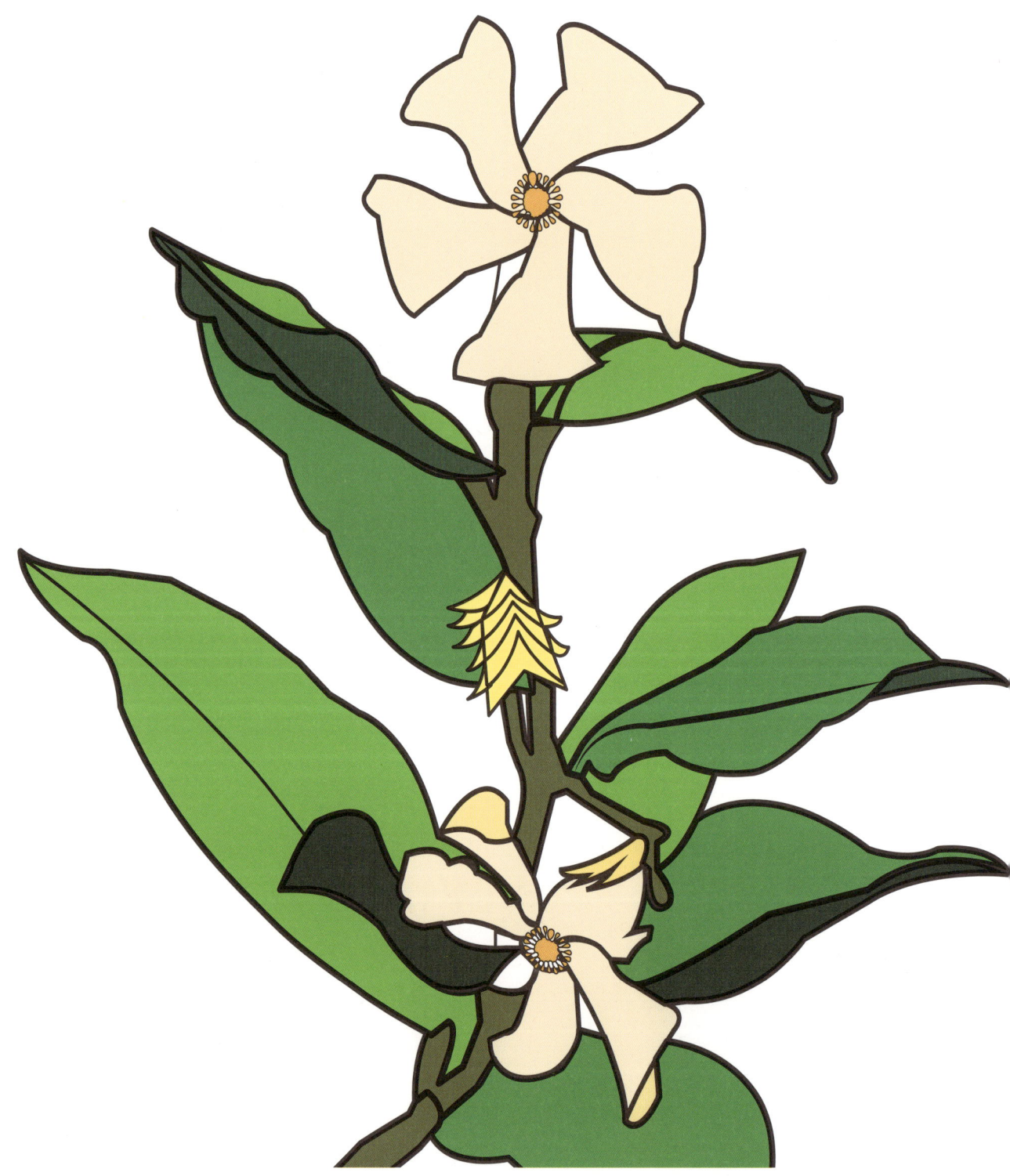

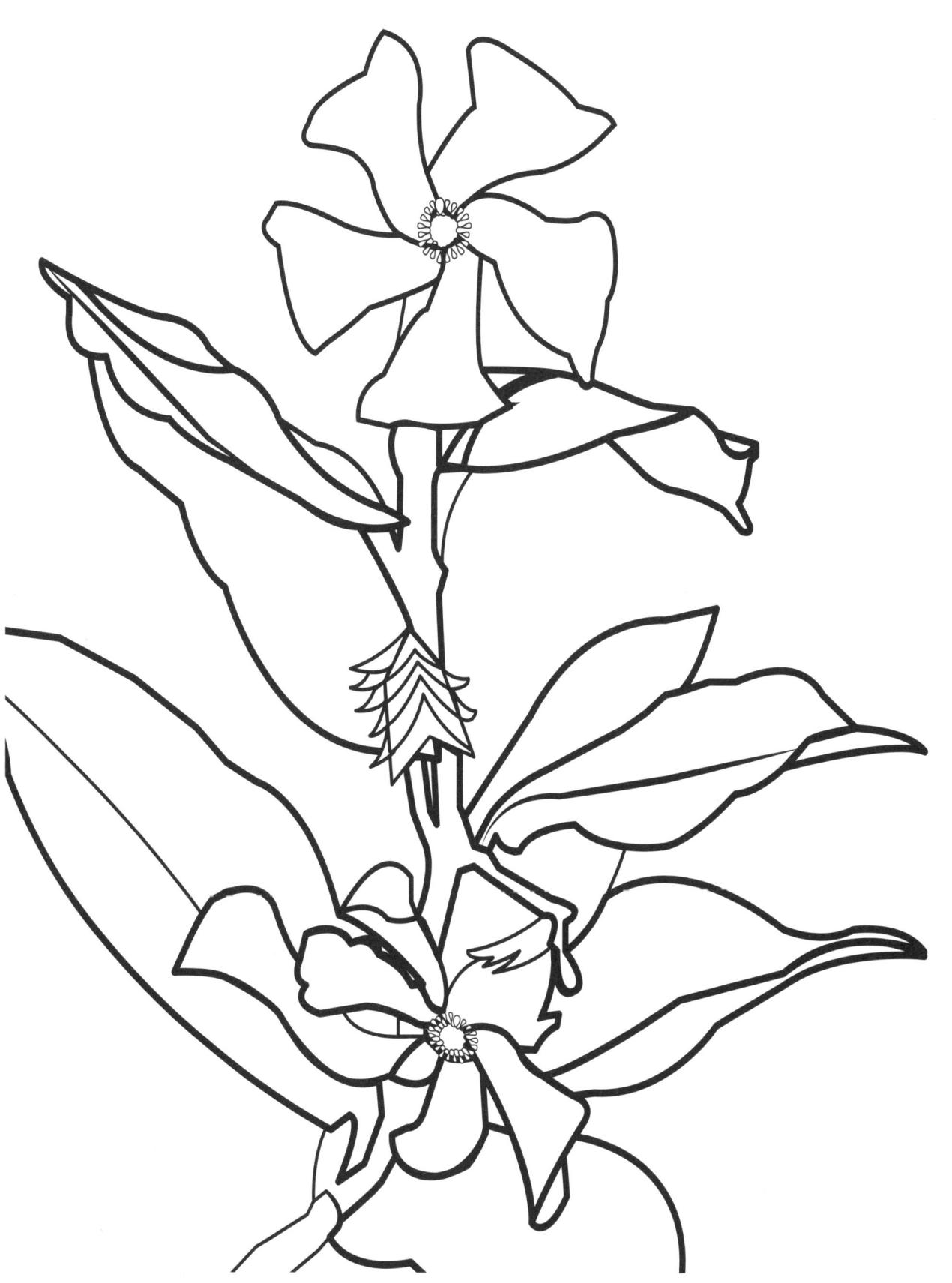

왼쪽의 색칠된 그림과 똑같이 색칠 않하셔도 됩니다. 원하는 색깔로 마음껏 색칠해 보세요.

● 함박꽃

우리나라 각처의 깊은 산 중턱 골짜기에서 자라며 산목련이라고도 한다. 햇가지와 겨울눈에는 털이 있으며, 잎은 넓은 타원형으로 어긋난다. 꽃은 잎이 나온 후에 흰색으로 피는데, 향기가 강하다.

▲꽃이 피는 시기: 5~6월 ▲꽃말: 수줍음

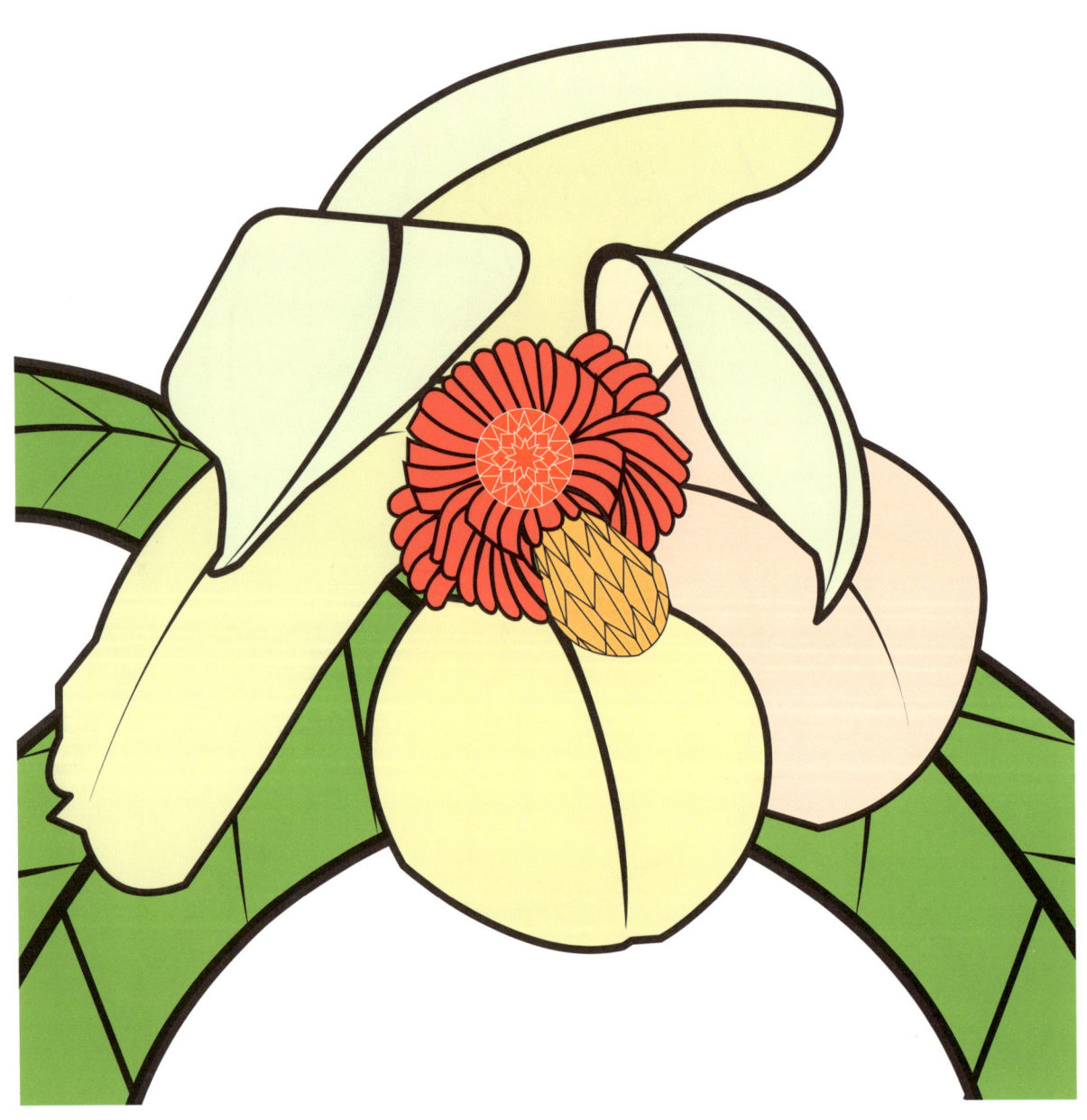

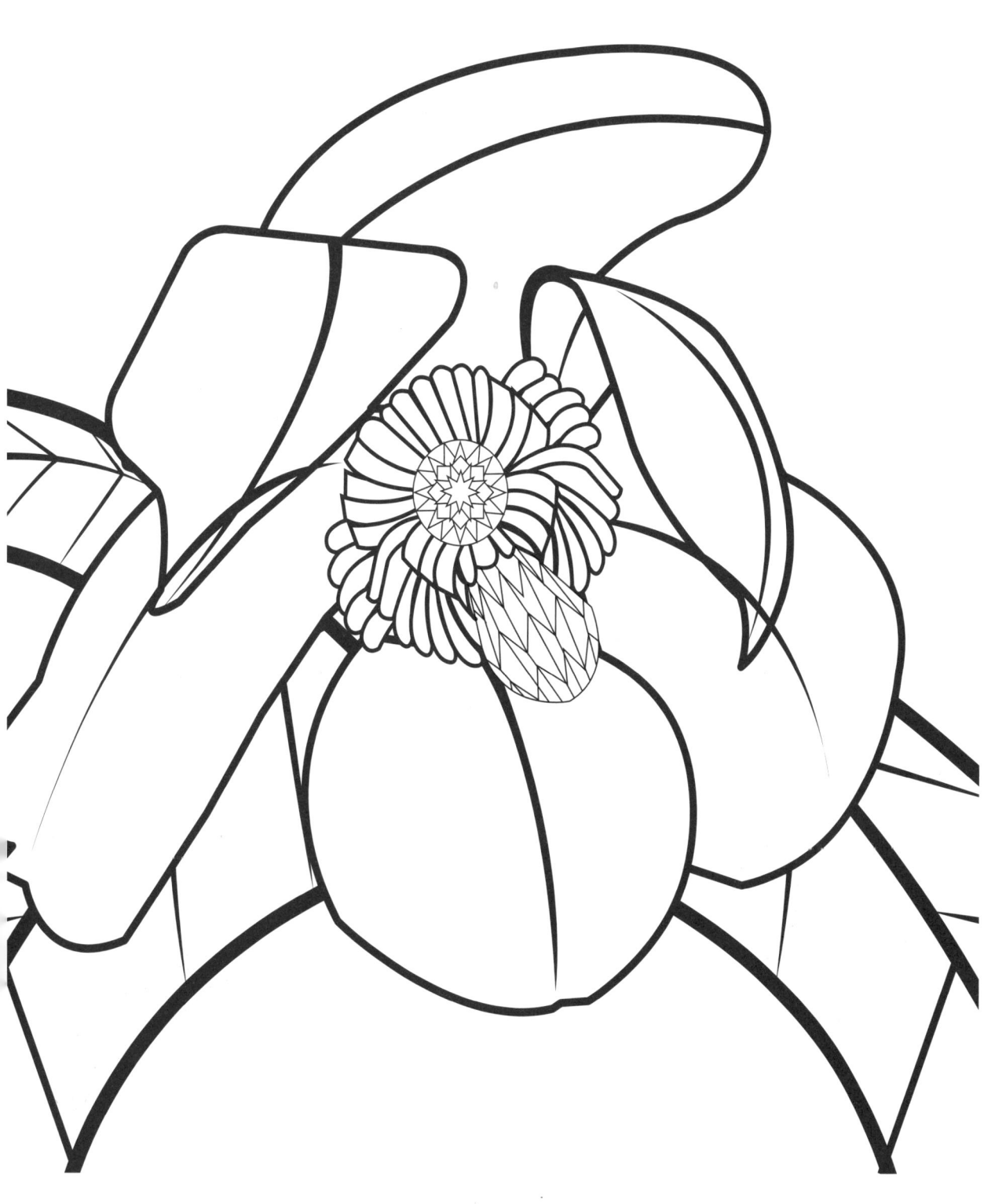

왼쪽의 색칠된 그림과 똑같이 색칠 않하셔도 됩니다. 원하는 색깔로 마음껏 색칠해 보세요.

● 자주꽃방망이

산지 풀밭에서 자라는 여러해살이식물로, 뿌리줄기가 발달하며, 뿌리에 달린 잎은 달걀 모양이다. 줄기에 달린 잎은 어긋나고 좁은 달걀 모양이며, 7~8월 줄기 끝에서 자주색의 꽃이 방망이처럼 뭉쳐서 핀다.
▲꽃이 피는 시기: 7~8월 ▲꽃말: 천사, 기도, 다정한 마음, 따뜻한 사랑

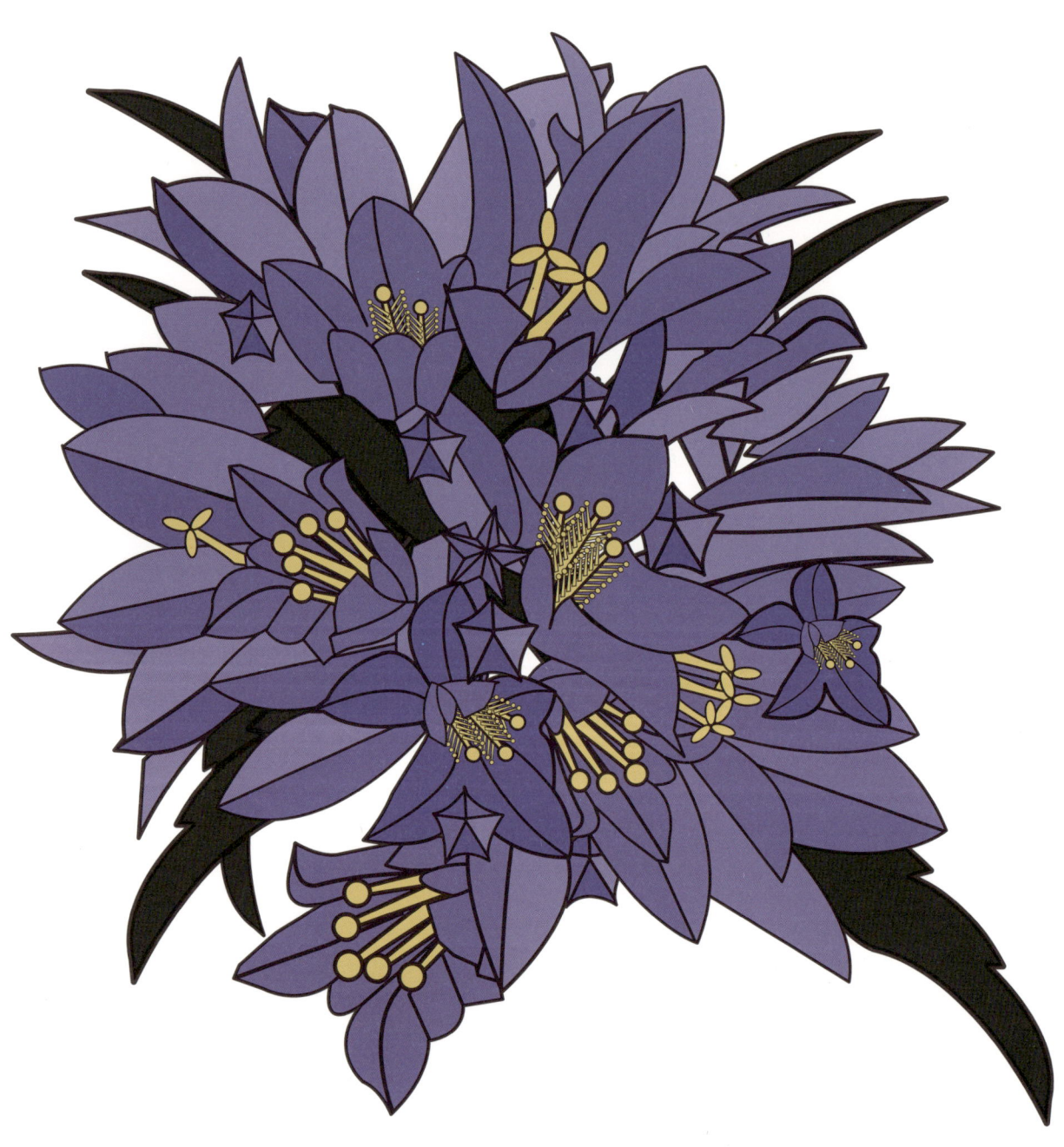

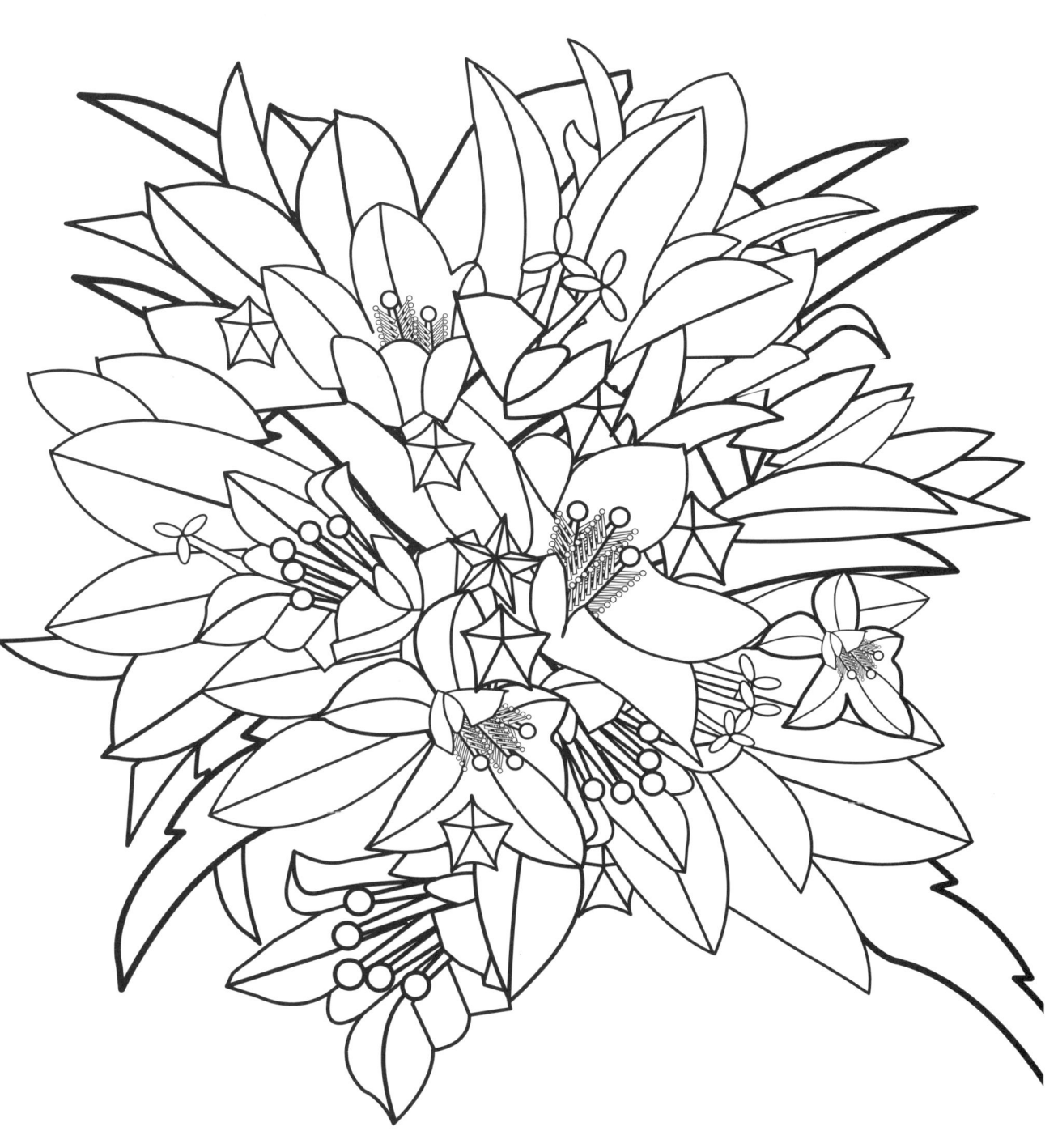

왼쪽의 색칠된 그림과 똑같이 색칠 않하셔도 됩니다. 원하는 색깔로 마음껏 색칠해 보세요.

• 달맞이꽃

산과 들이나 둑길에 흔히 자라는 남아메리카 칠레가 원산지인 귀화식물. 줄기는 곧게 서고 뿌리잎은 방석처럼 땅 위에 사방으로 퍼진다. 노란 꽃이 밤에만 피었다가 아침에 시드는데, 활짝 피면 꽃잎이 뒤로 젖혀진다.

▲꽃이 피는 시기: 6~9월 ▲꽃말: 기다림

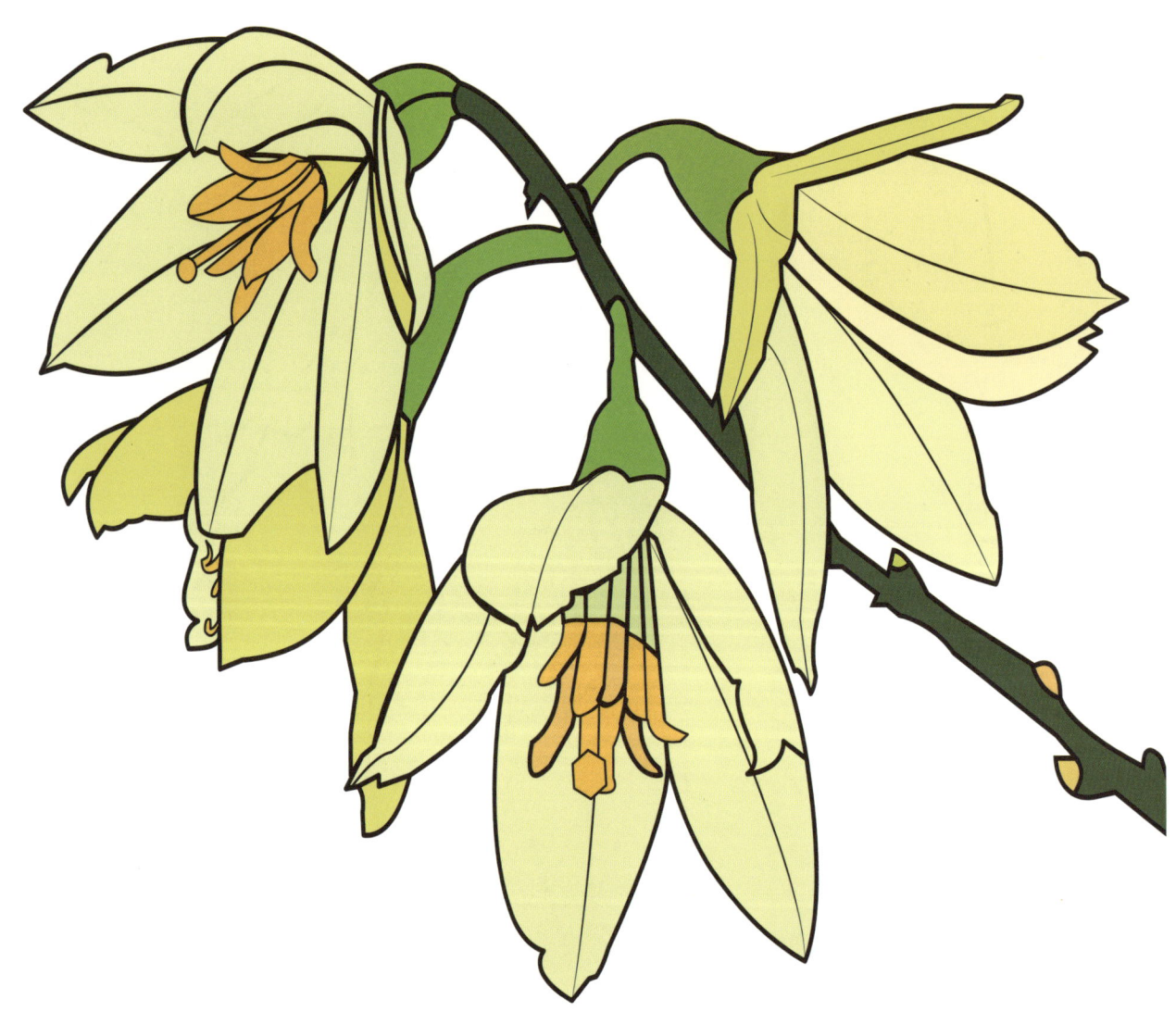

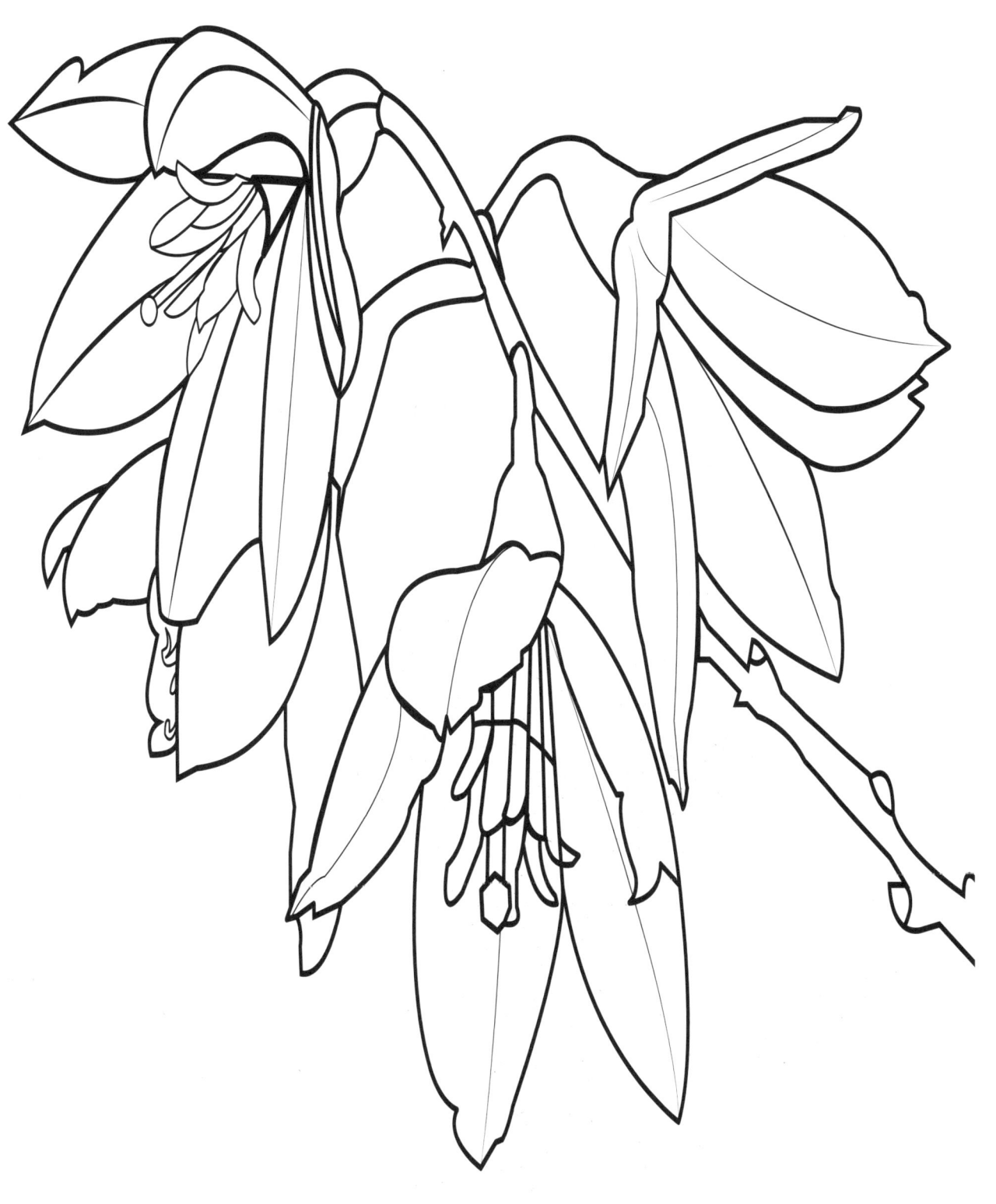

왼쪽의 색칠된 그림과 똑같이 색칠 않하셔도 됩니다. 원하는 색깔로 마음껏 색칠해 보세요.

● 패랭이꽃

산기슭의 풀밭이나 냇가 모래땅에 자란다. 줄기는 한 뿌리에서 여러 개가 나와 곧게 자라고, 잎은 가늘고 긴 선형으로 마주난다. 줄기 끝에 붉은색 꽃이 피는데, 꽃잎이 5장이며 짙은 색의 물결무늬가 있다.

▲꽃이 피는 시기: 6~10월   꽃말: 순결한 사랑, 재능

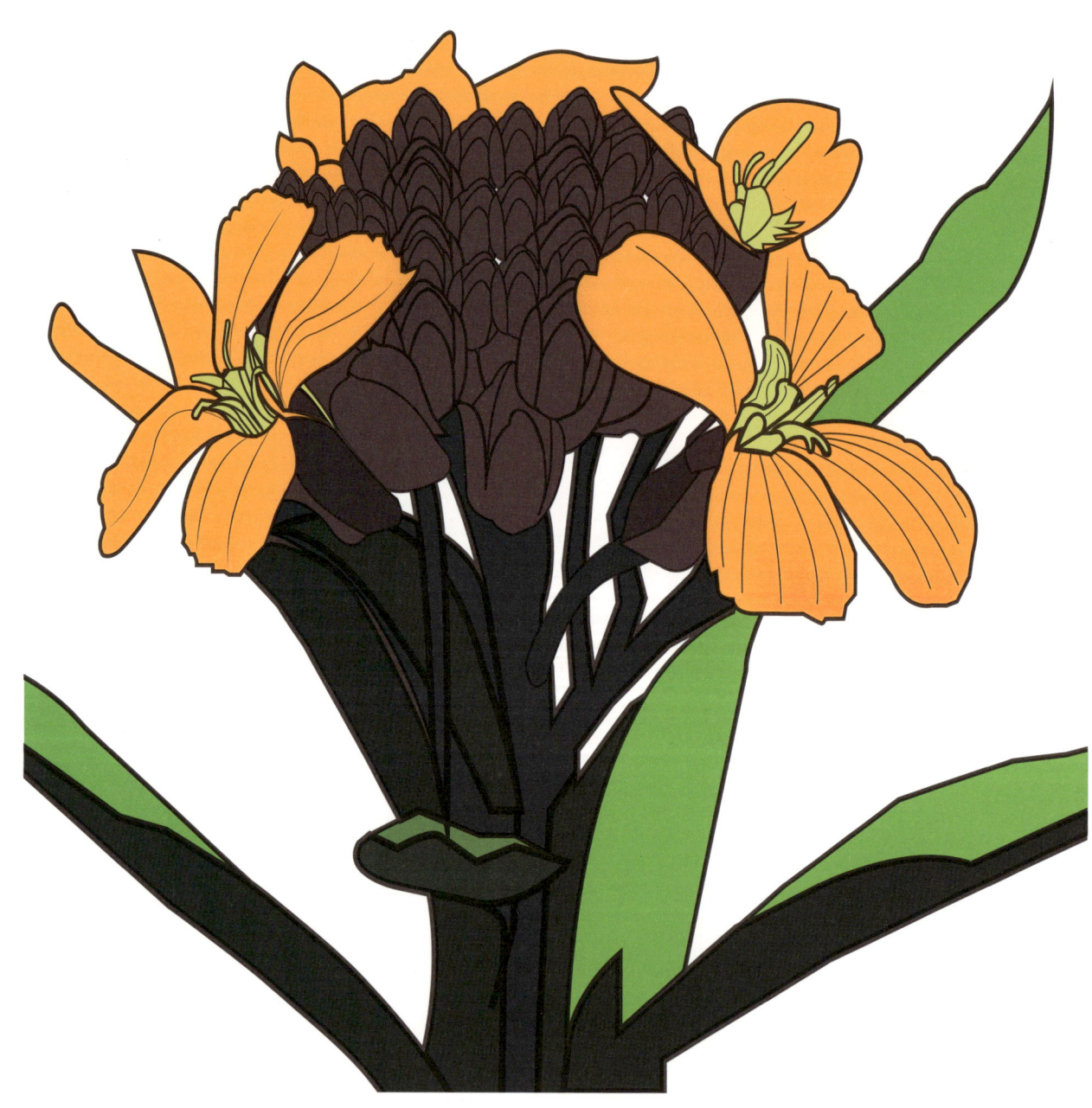

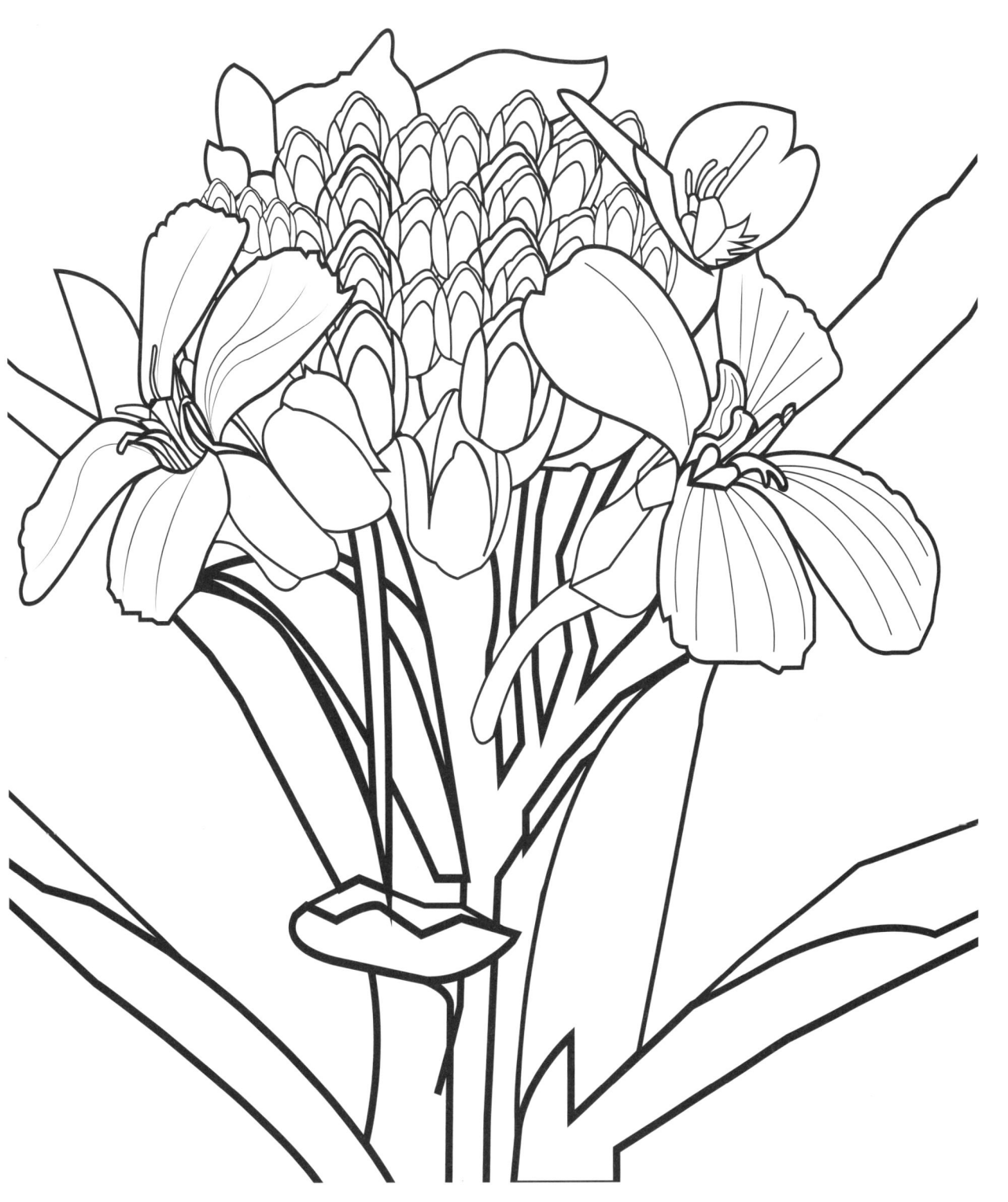

왼쪽의 색칠된 그림과 똑같이 색칠 않하셔도 됩니다. 원하는 색깔로 마음껏 색칠해 보세요.

• 데이지꽃

서부 유럽 원산으로, 우리나라에서 자생하는 민들레꽃을 연상케 하는 꽃 모양과 크기, 키를 가지고 있다. 봄부터 초가을에 걸쳐 붉은색, 분홍색, 흰색 등의 꽃이 핀다.

▲꽃이 피는 시기: 4~9월 ▲꽃말: 희망, 평화

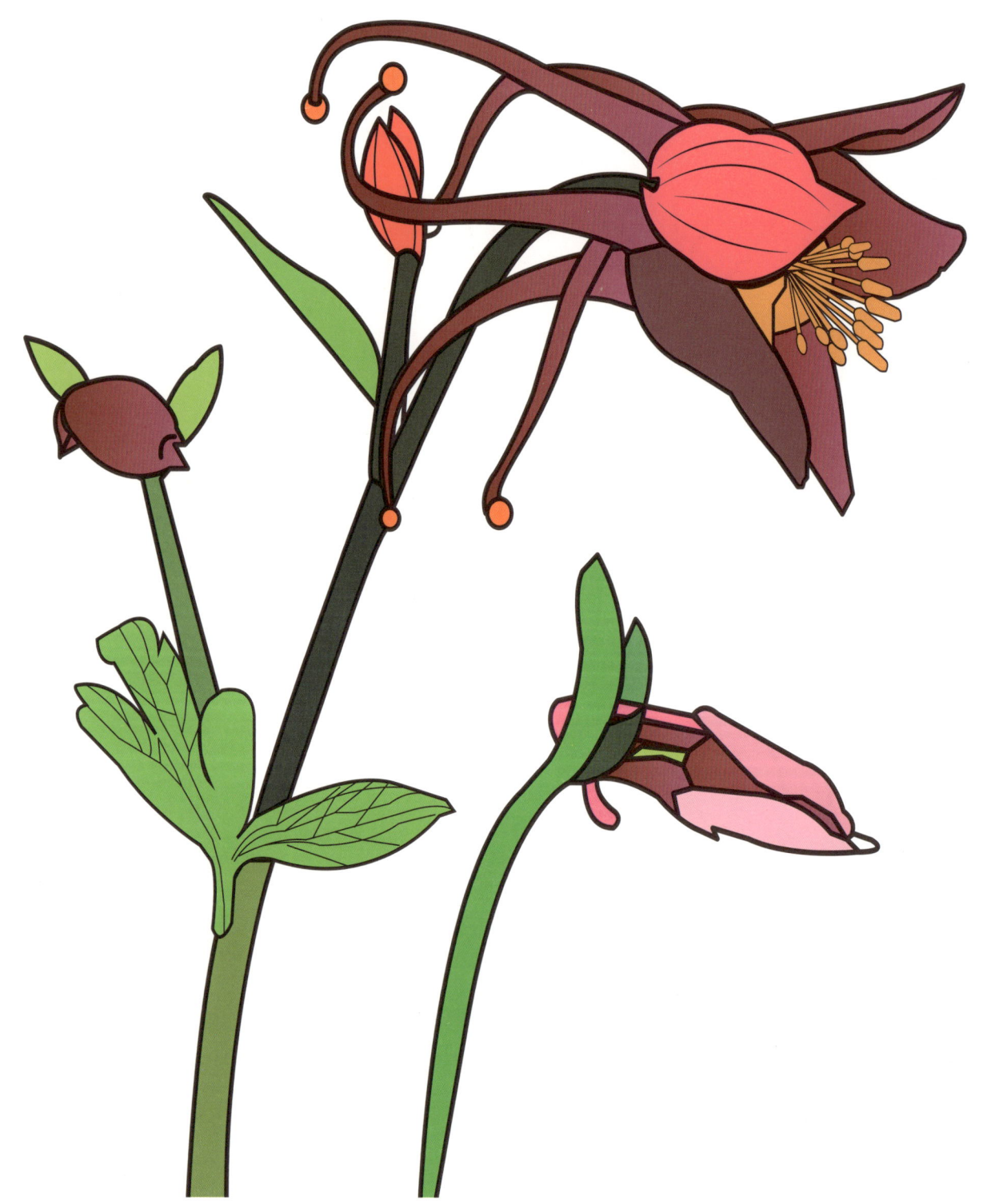

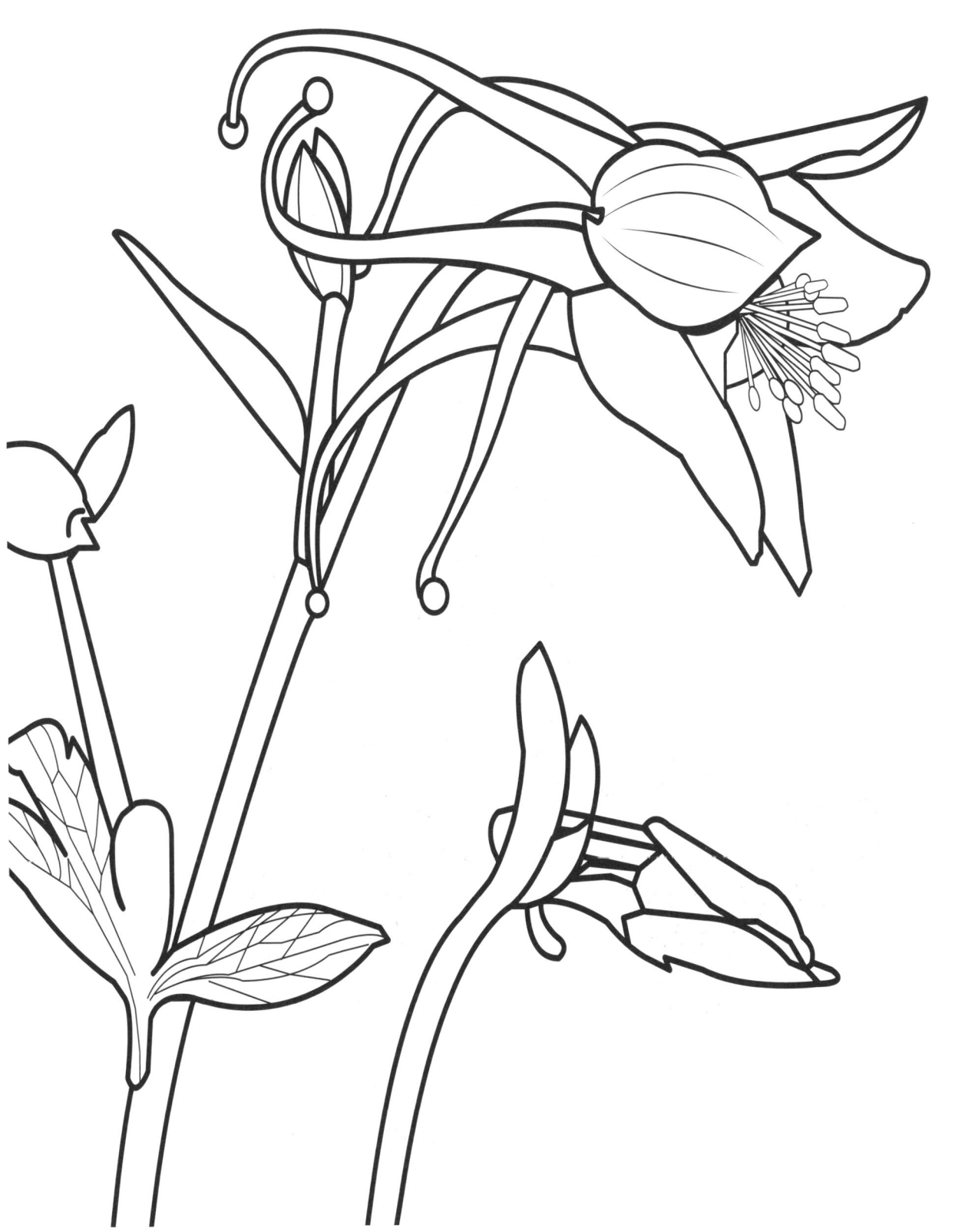

왼쪽의 색칠된 그림과 똑같이 색칠 않하셔도 됩니다. 원하는 색깔로 마음껏 색칠해 보세요.

● 금잔화

관상용으로 가꾸며, 금송화라고도 한다. 잎은 어긋나고, 여름에 노란색, 주황색, 붉은빛이 도는 노란색 등의 꽃이 피는데, 향기가 독특하며 약간 악취가 있다.

▲꽃이 피는 시기: 7~8월 ▲꽃말: 비탄, 실망, 비애

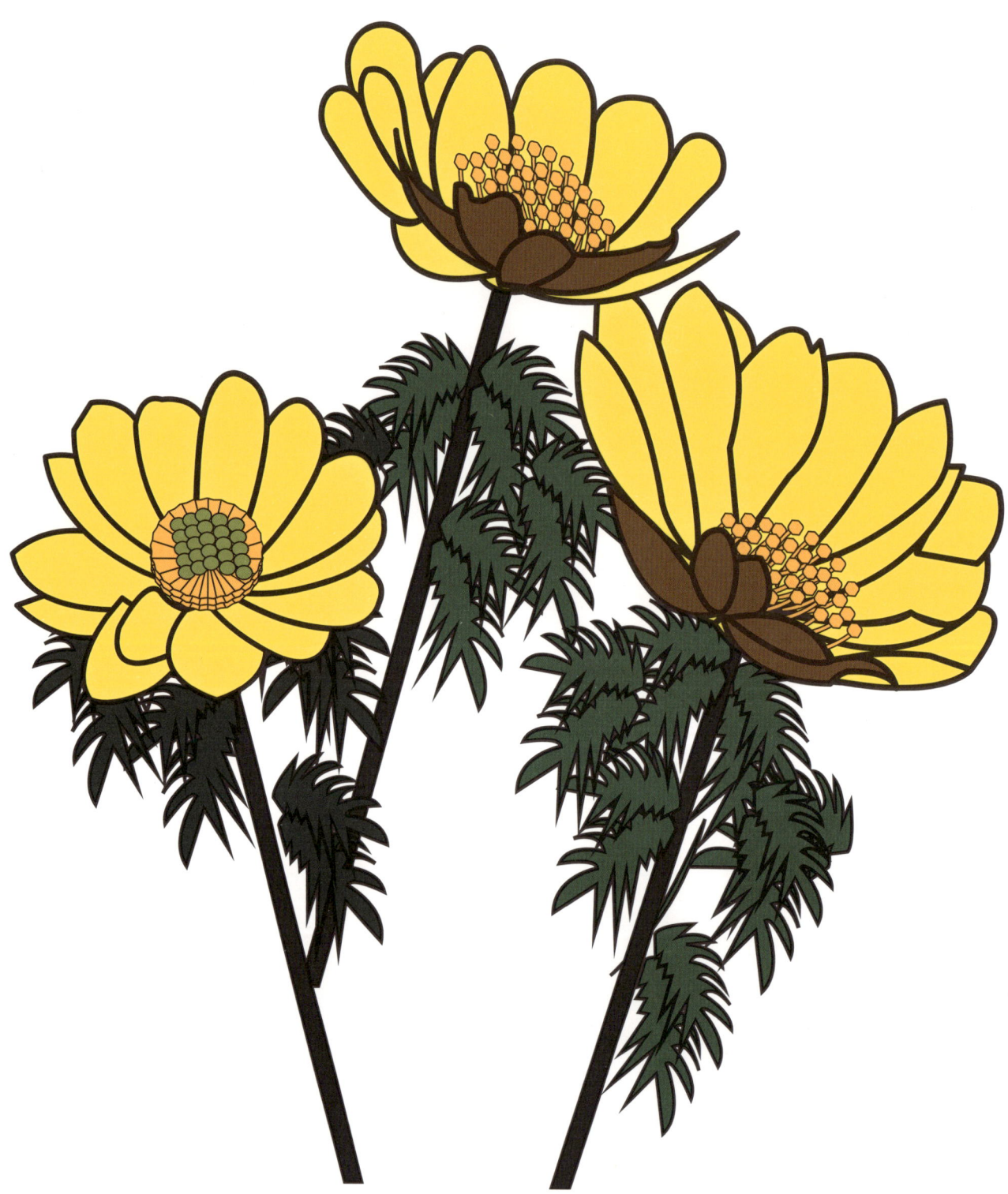

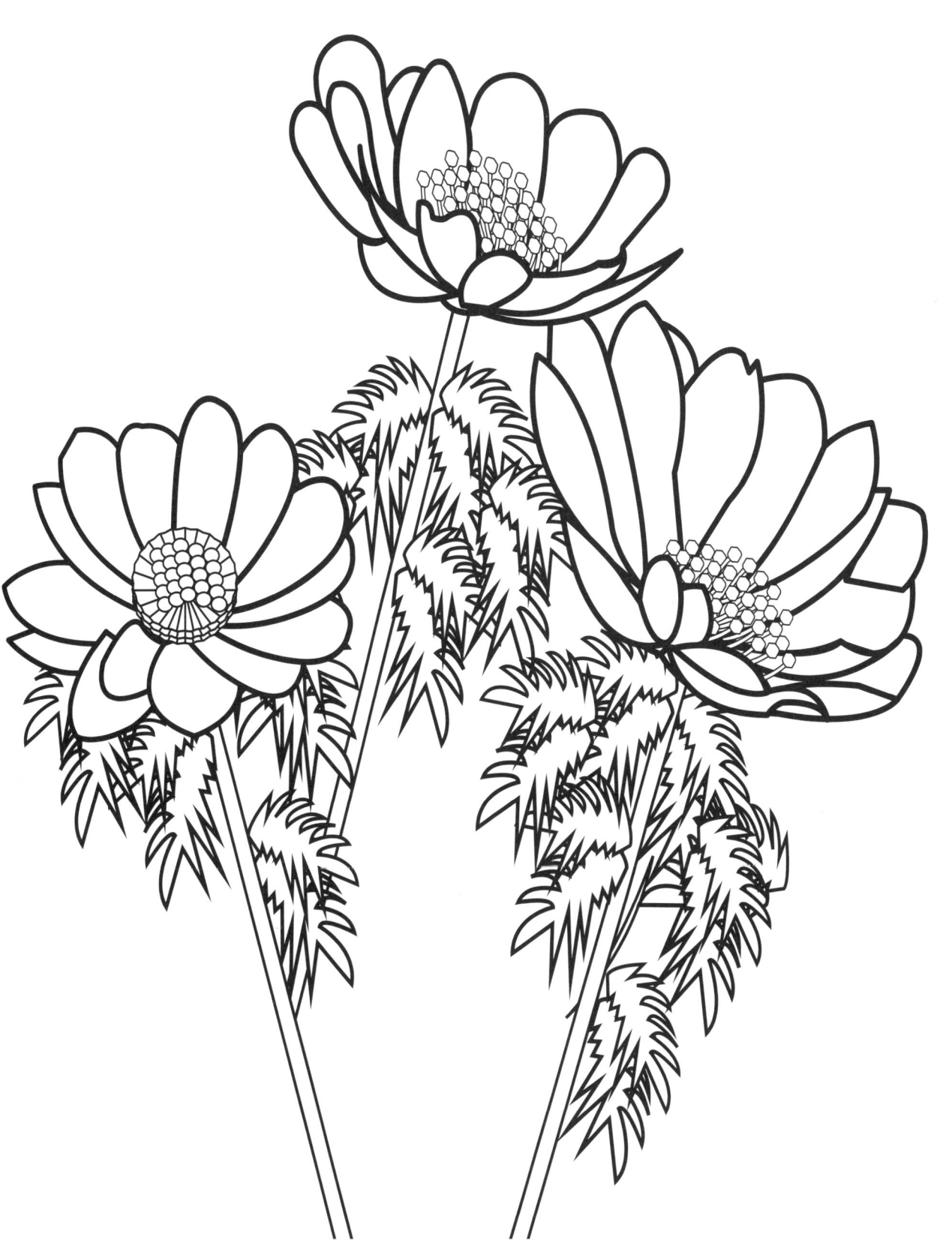

왼쪽의 색칠된 그림과 똑같이 색칠 않하셔도 됩니다. 원하는 색깔로 마음껏 색칠해 보세요.

• 민들레

길가, 들, 화단 주변에 흔히 자란다. 이른 봄 뿌리에서 여러 개의 잎이 돌려 나와 지면에 방석처럼 옆으로 퍼진다. 노란색 꽃이 피고, 지면 여러 개의 씨로 이루어진 하얀 솜 같은 것이 생겨 바람에 날려 번식한다.

▲꽃이 피는 시기: 3~5월   ▲꽃말: 감사하는 마음

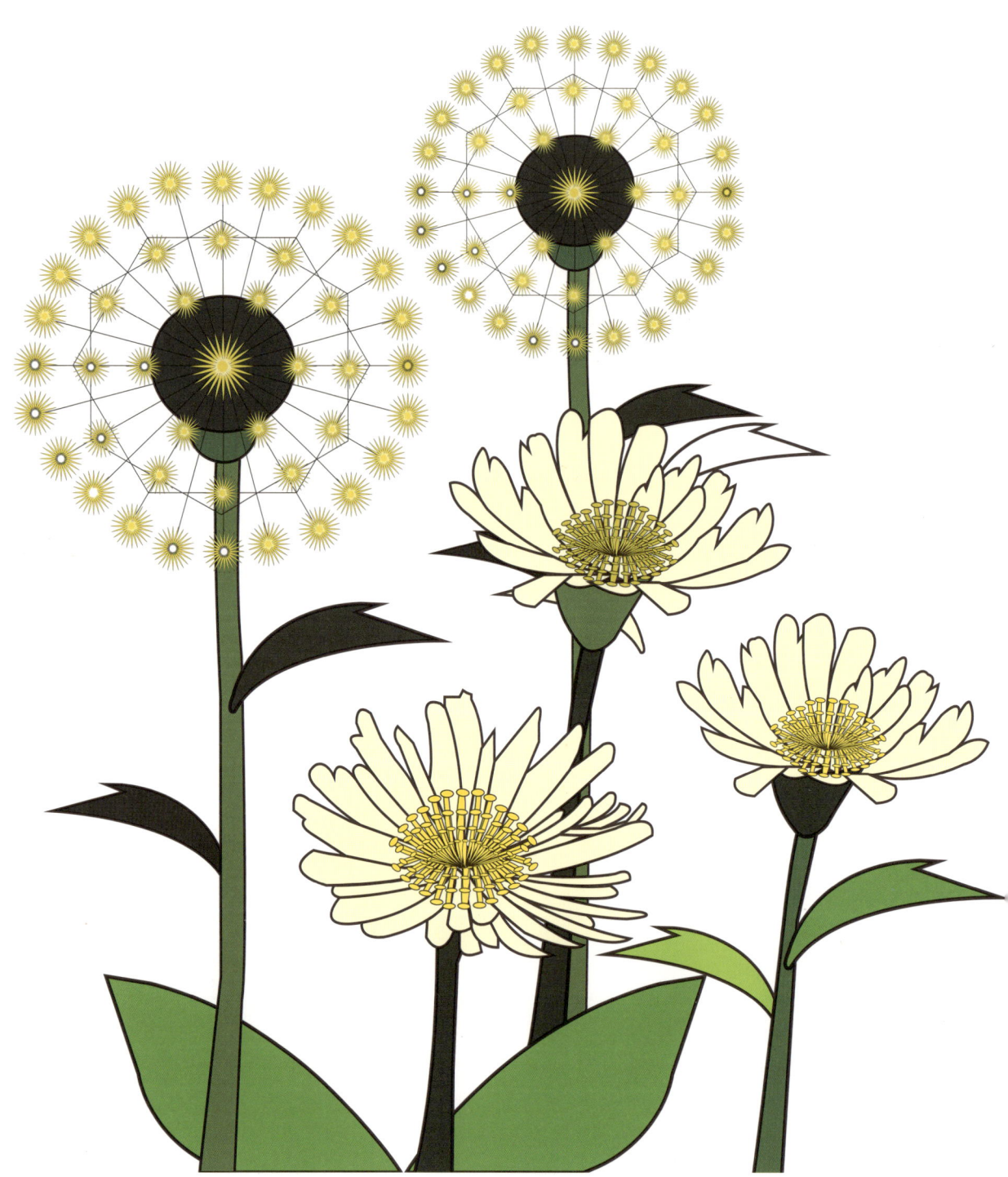

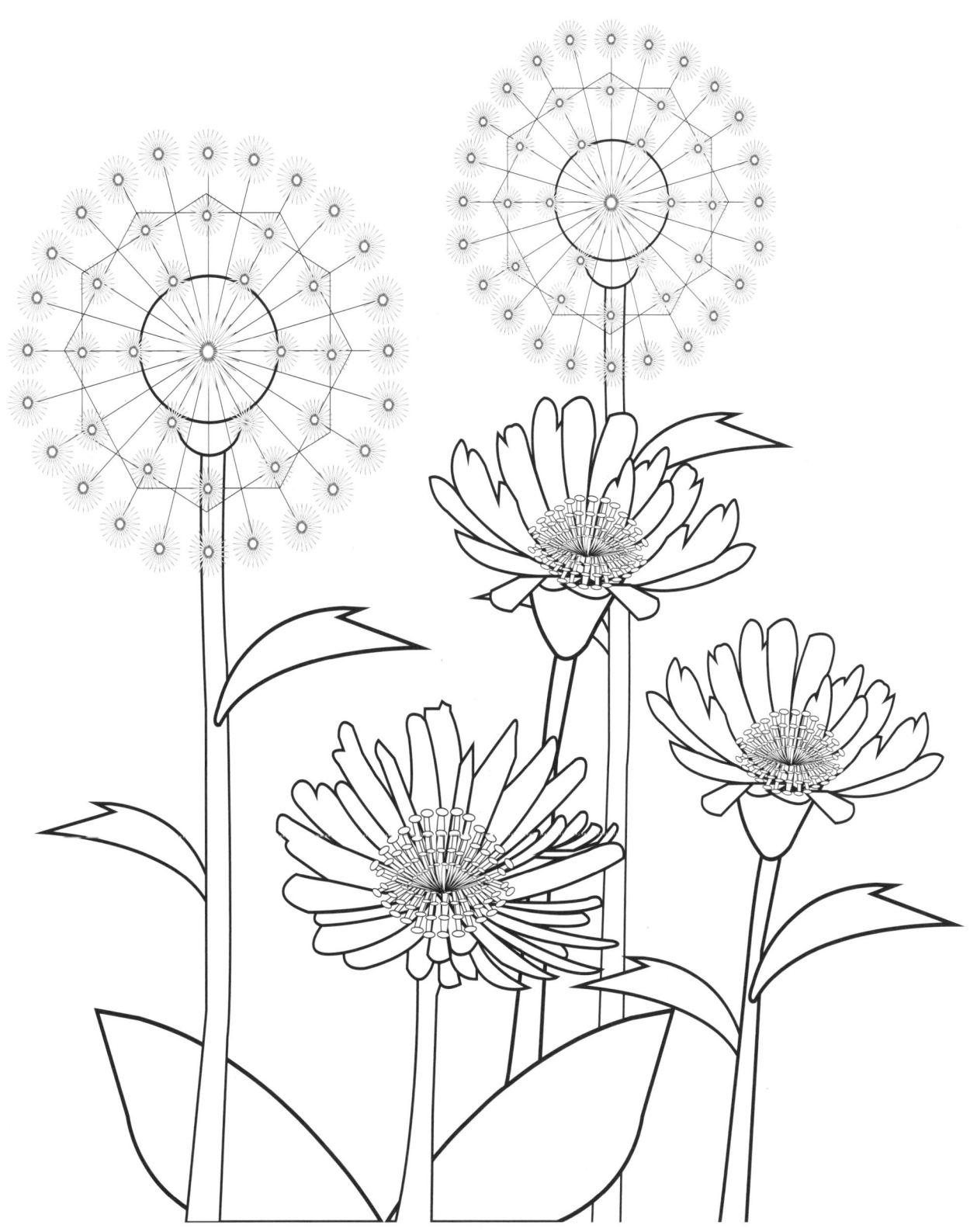

왼쪽의 색칠된 그림과 똑같이 색칠 않하셔도 됩니다. 원하는 색깔로 마음껏 색칠해 보세요.

● 꽃베고니아

꽃베고니아는 잎을 관상하는 것과 꽃을 관상하는 것 있다. 꽃과 잎이 아주 작은 편에 속하고, 경우에 따라서 잎도 착색되기 때문에 꽃과 잎의 구별이 어렵기도 하다. 사계절 꽃이 피고, 햇빛을 많이 받을수록 꽃이 많이 피기 때문에 화단 꾸미기에 좋은 꽃이기도 하다.

▲꽃이 피는 시기 : 계절에 상관없이 1년 내내　▲꽃말 : 사랑을 주는 꽃, 저도 사랑해주세요, 짝사랑

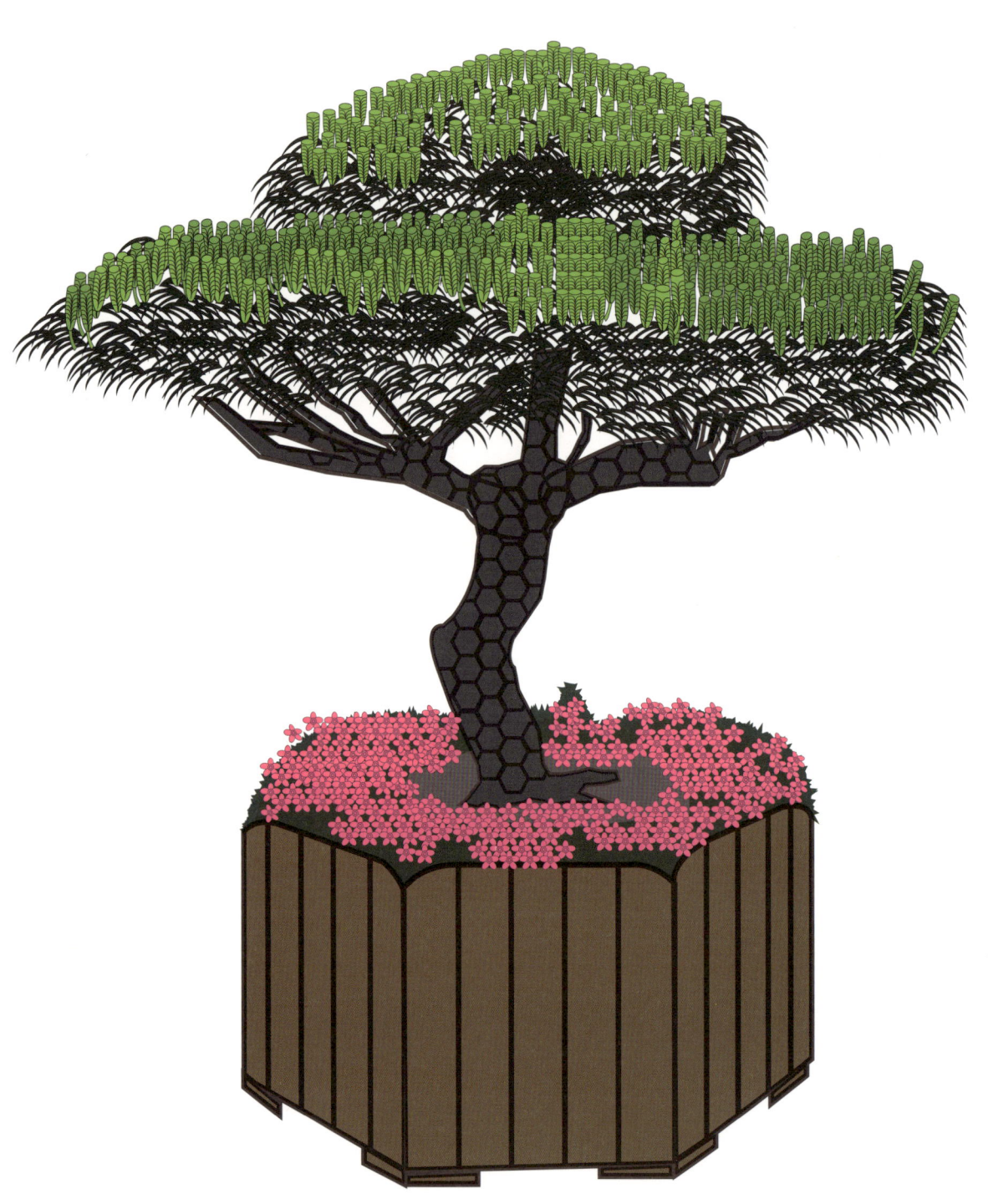

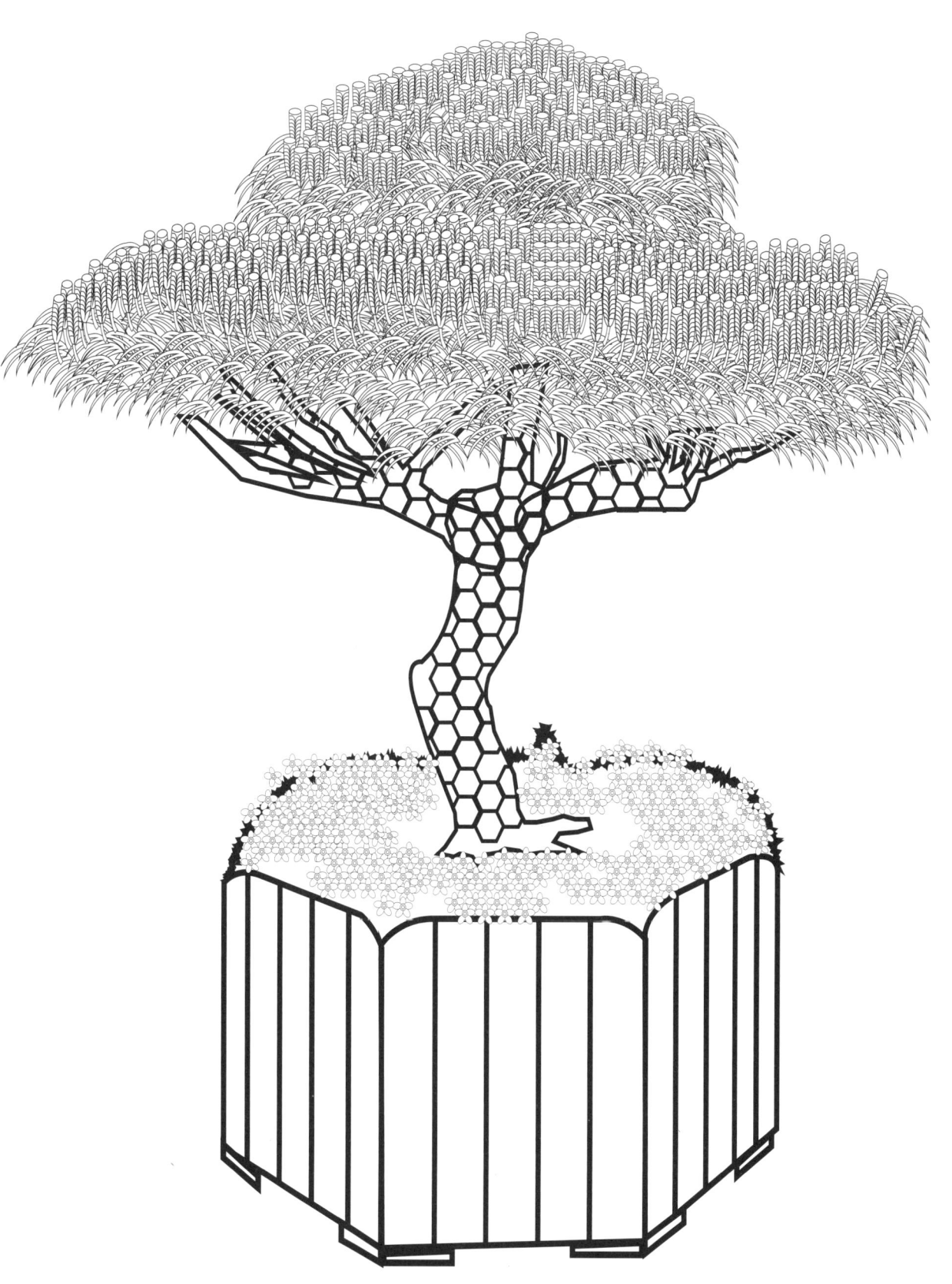

왼쪽의 색칠된 그림과 똑같이 색칠 않하셔도 됩니다. 원하는 색깔로 마음껏 색칠해 보세요.

• 금낭화

깊은 산에 자라며, 뜰에 심기도 한다. 잎은 어긋나고 잎자루가 길며, 꽃은 봄에 연한 분홍색으로 피는데 줄기 끝에 치우쳐서 주렁주렁 매달린다. 꽃의 모양이 비단 복주머니와 비슷하고, 그 꽃 주머니 속에 황금빛 꽃가루가 들어 있어서, '금낭화'라고 한다.

▲꽃이 피는 시기: 4~6월   ▲꽃말: 겸손, 순종

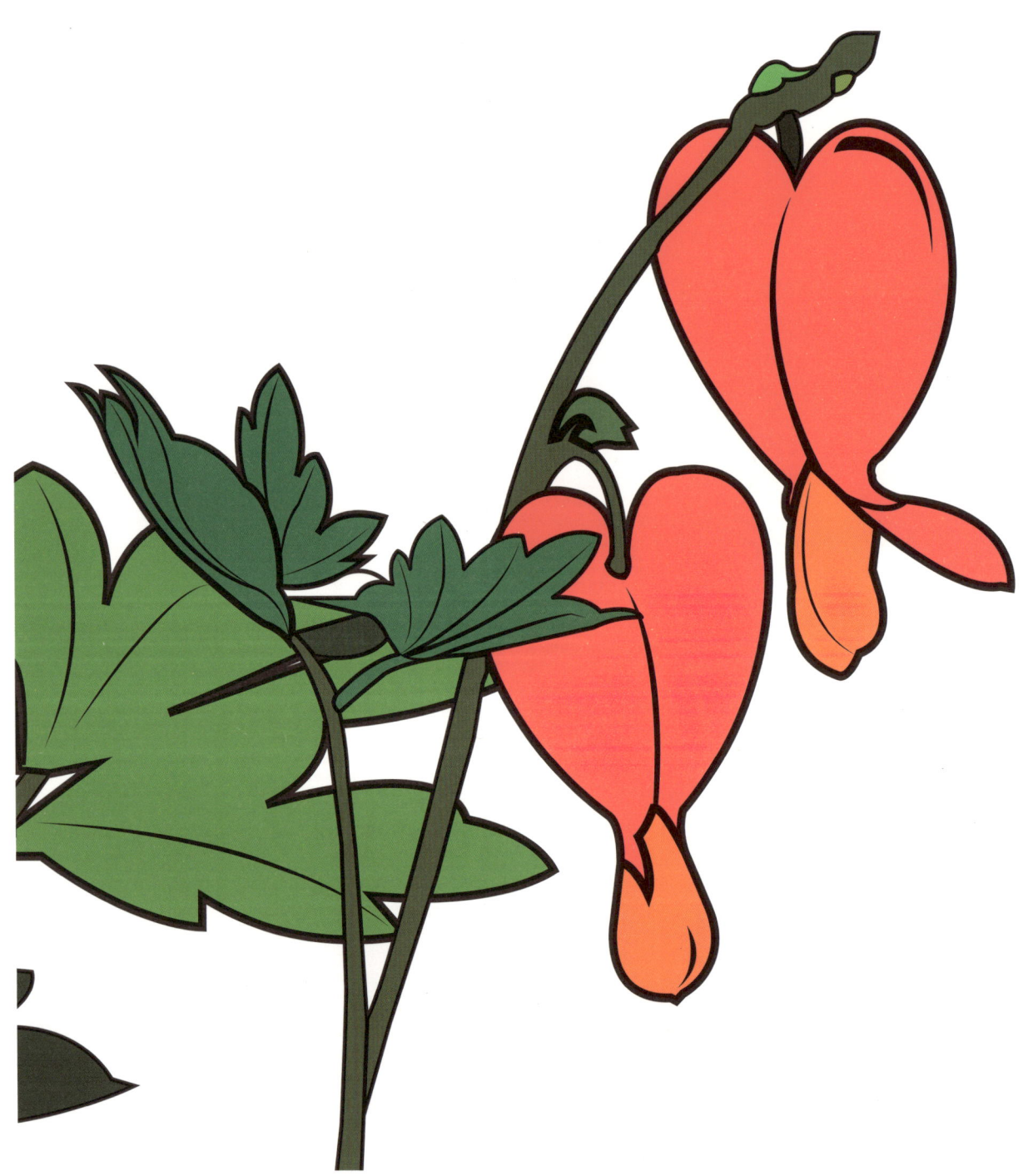

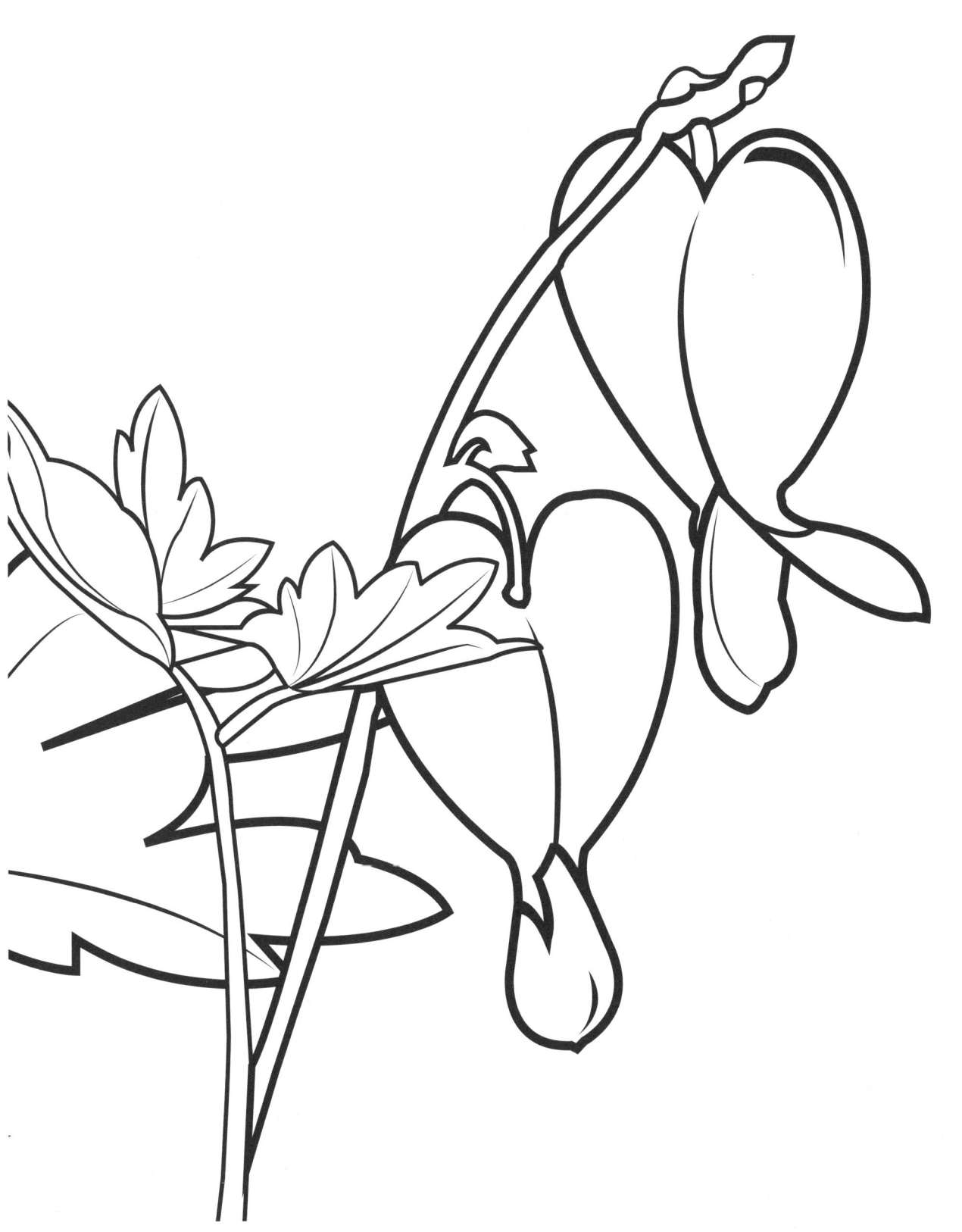

왼쪽의 색칠된 그림과 똑같이 색칠 않하셔도 됩니다. 원하는 색깔로 마음껏 색칠해 보세요.

• 복주머니난

복주머니난은 난초과 여러해살이식물로, 산기슭의 그늘이나 산 위의 양지에서 자란다. 뿌리줄기가 있으며, 5~7월에 원줄기 끝에 연분홍색의 꽃이 달리며, 길이 4~6의 타원형 주머니가 있다.

▲꽃이 피는 시기: 5~7월 ▲꽃말: 숲속의 요정

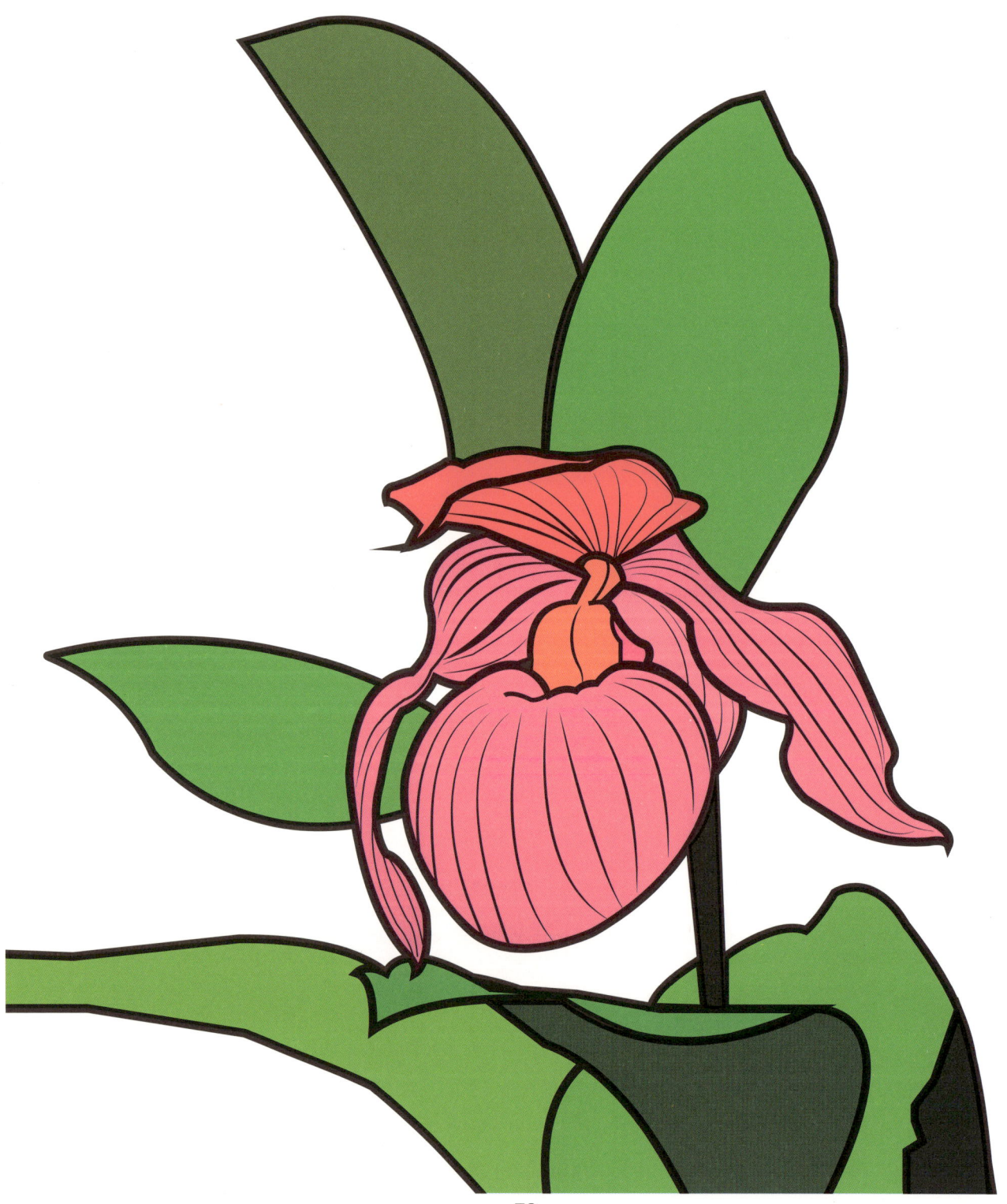

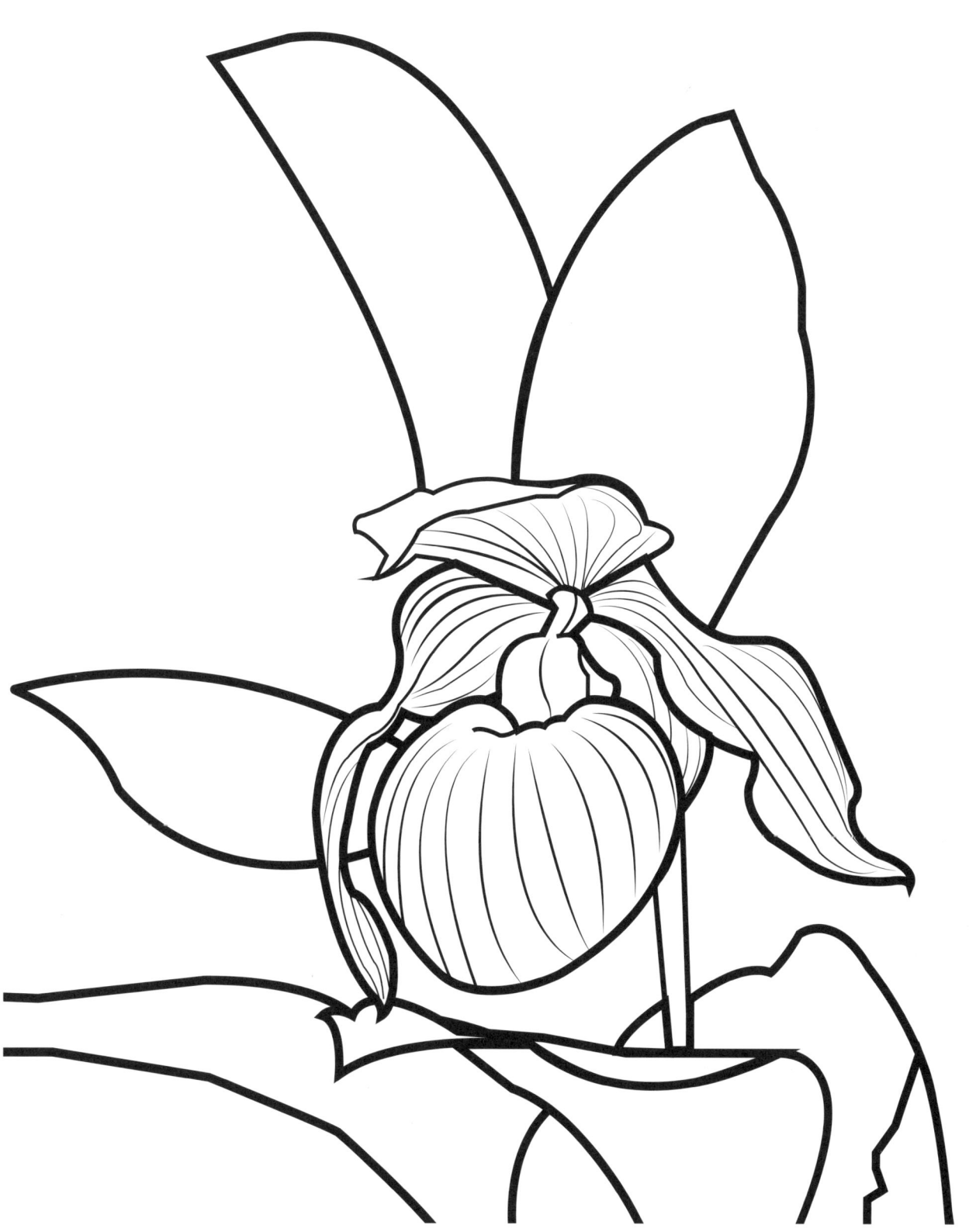

왼쪽의 색칠된 그림과 똑같이 색칠 않하셔도 됩니다. 원하는 색깔로 마음껏 색칠해 보세요.

• 봉선화

봉숭아라고도 하는 꽃. 햇볕이 드는 곳에서 잘 자라며 나쁜 환경에서도 비교적 잘 자란다. 4~5월에 씨를 뿌리면 6월 이후부터 꽃이 피기 시작한다. 줄기 밑 부분의 마디가 두드러지고, 잎은 어긋난다. 여름에 붉은색, 분홍색, 흰색 등의 꽃이 피며, 열매는 익으면 저절로 터진다.

▲꽃이 피는 시기: 7~8월 ▲꽃말; 부귀, 여린 아이같은 마음씨

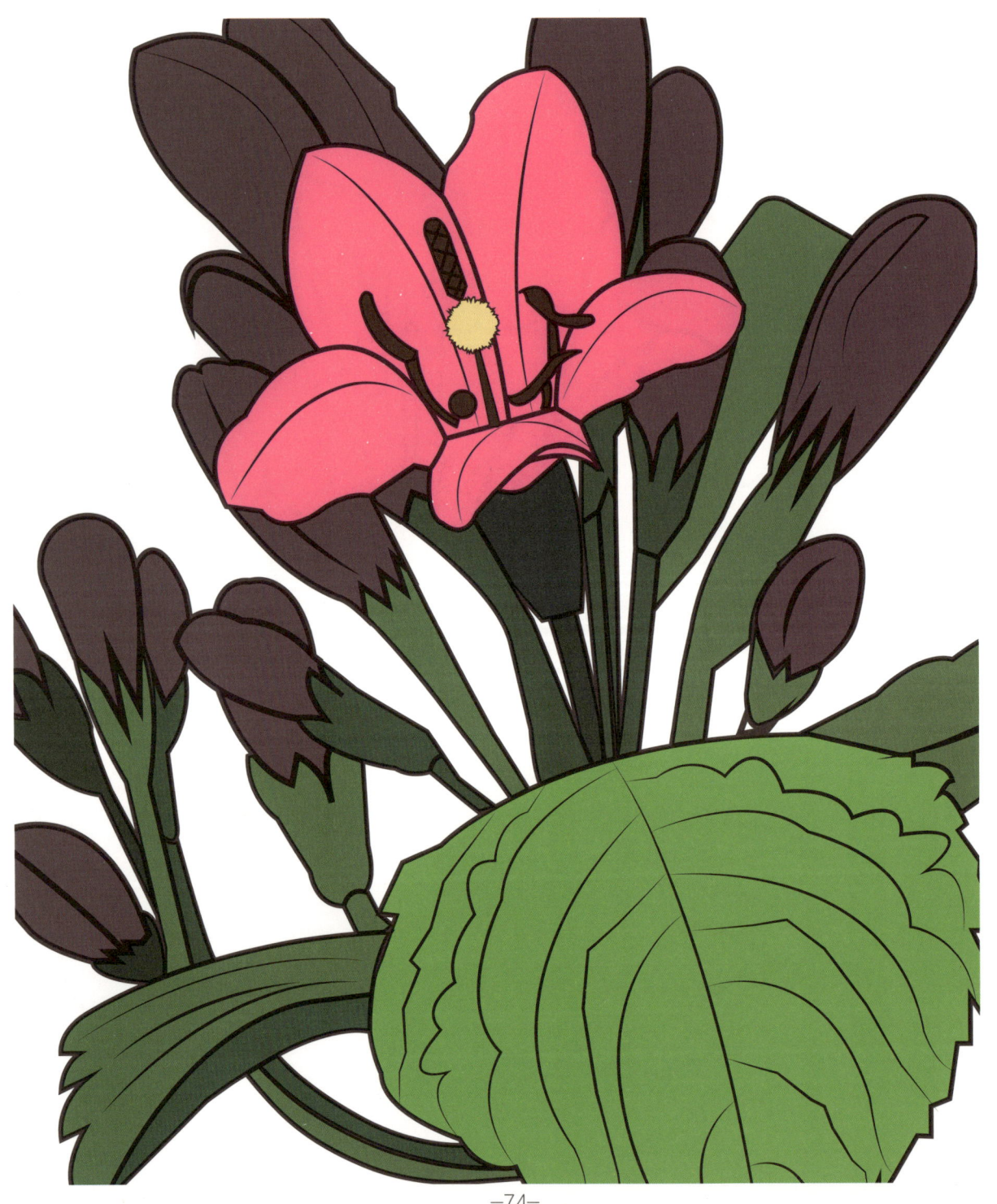

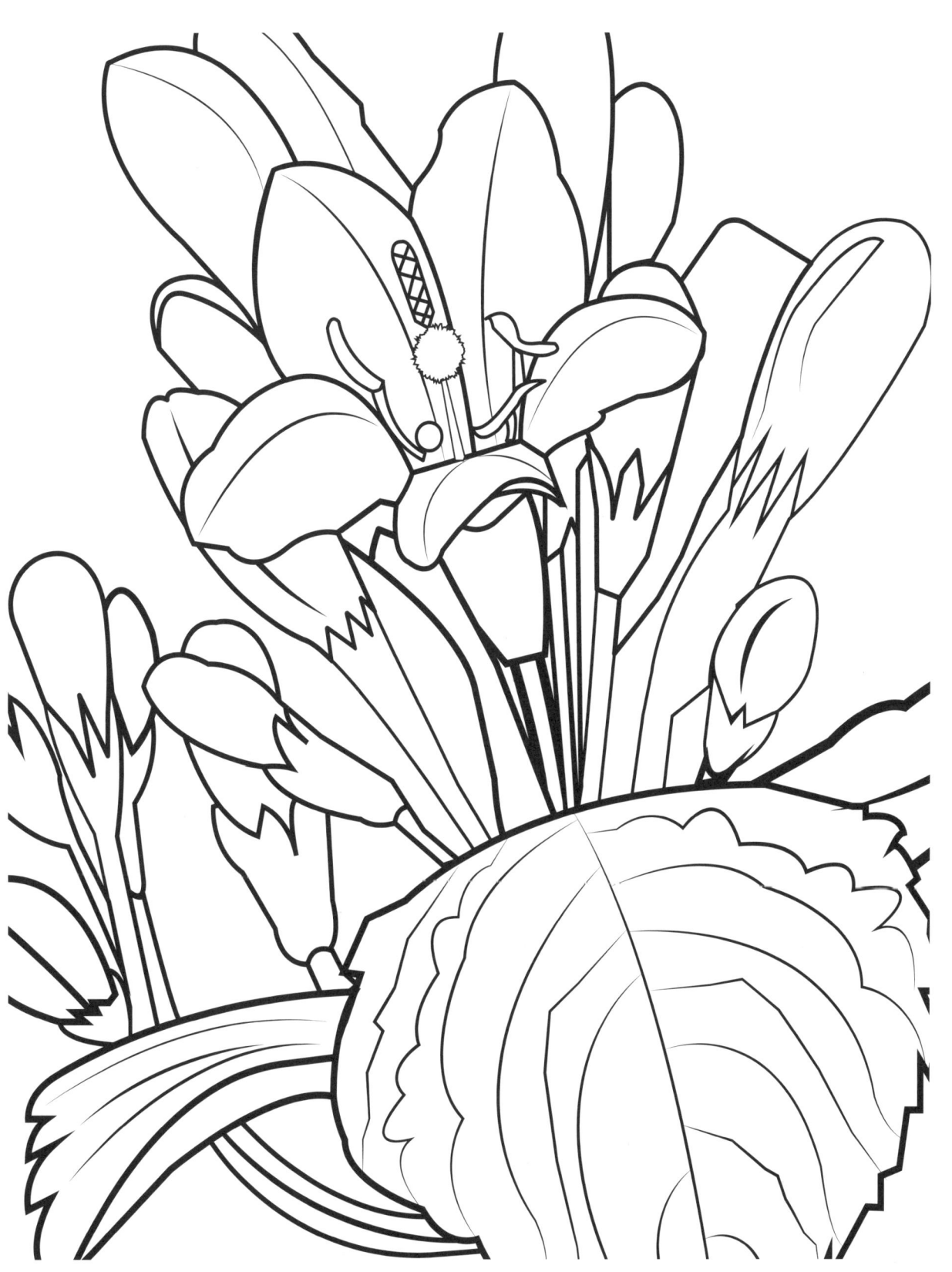

왼쪽의 색칠된 그림과 똑같이 색칠 않하셔도 됩니다. 원하는 색깔로 마음껏 색칠해 보세요.

● 철쭉꽃

낮은 산지에서 높은 고지대까지 넓게 분포하여 자란다. 잎은 어긋나고 오목한 달걀모양이다. 진달래에 비해서 조금 늦게 연분홍색 또는 드물게 흰색의 꽃이 잎과 동시에 핀다.

▲꽃이 피는 시기: 4~6월   ▲꽃말: 사랑의 즐거움

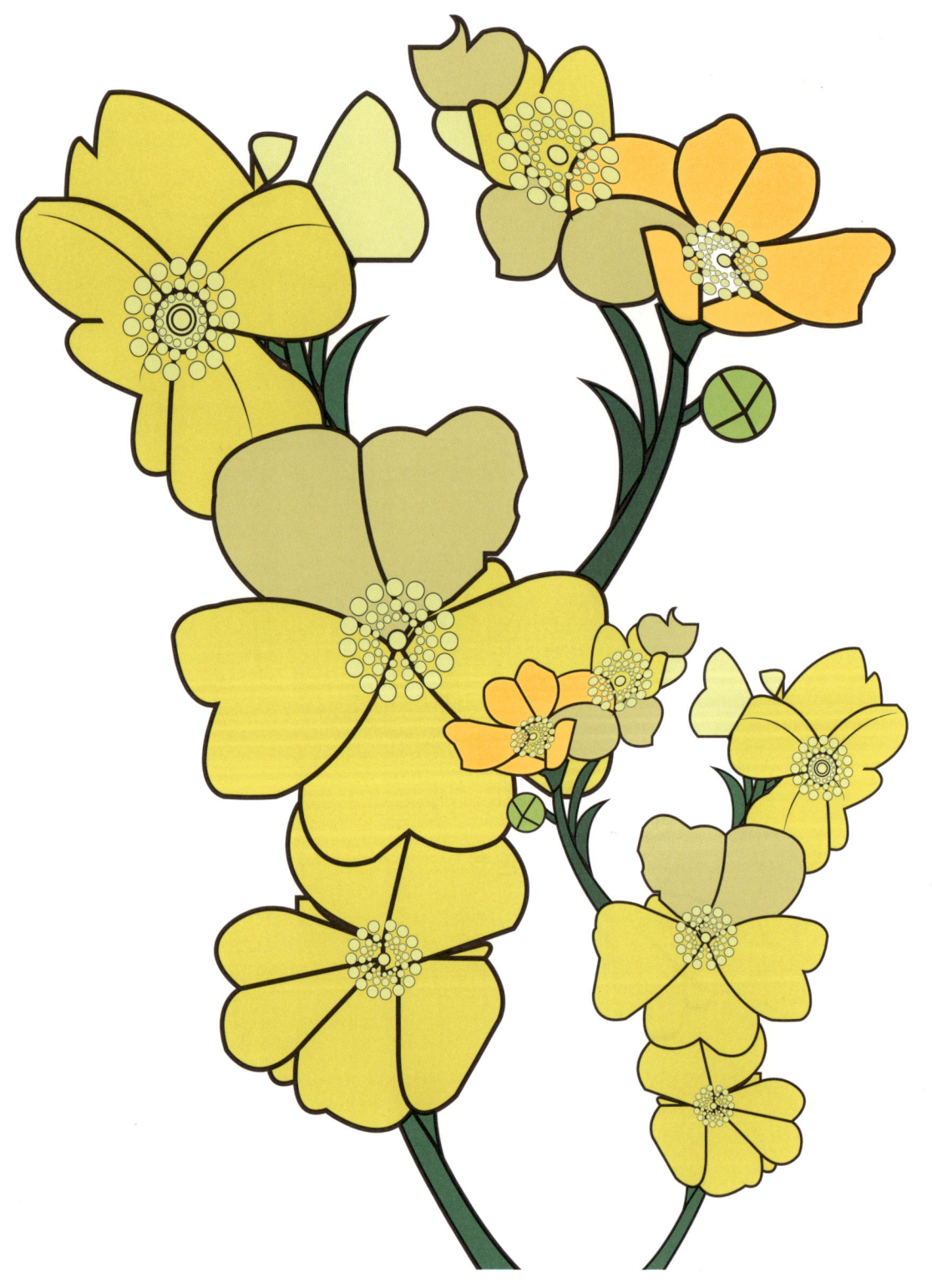

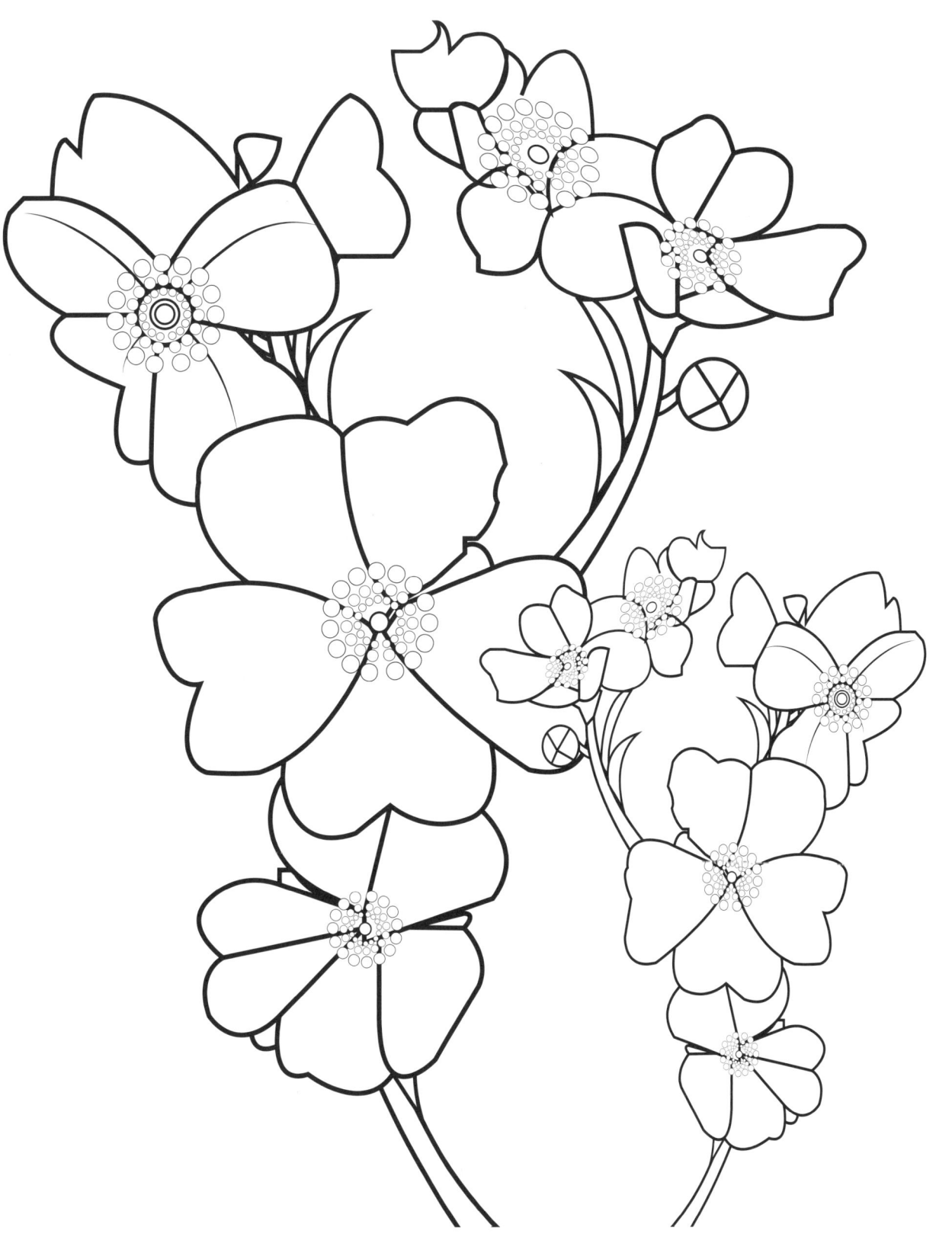

왼쪽의 색칠된 그림과 똑같이 색칠 않하셔도 됩니다. 원하는 색깔로 마음껏 색칠해 보세요.